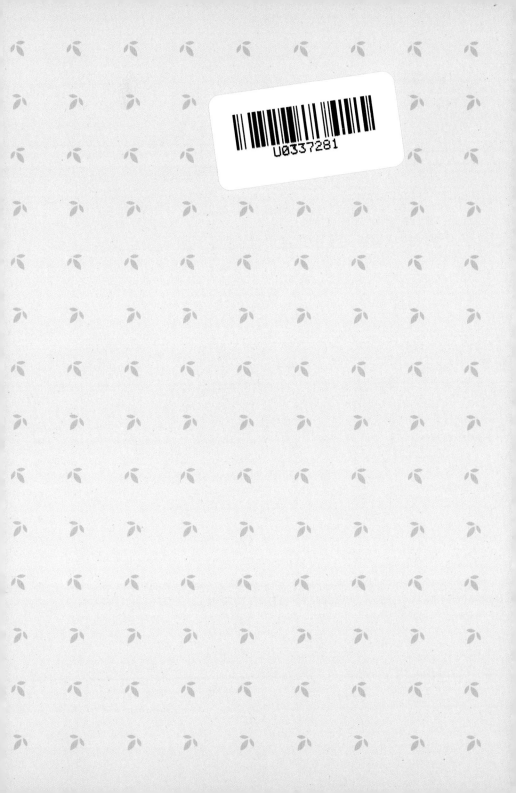

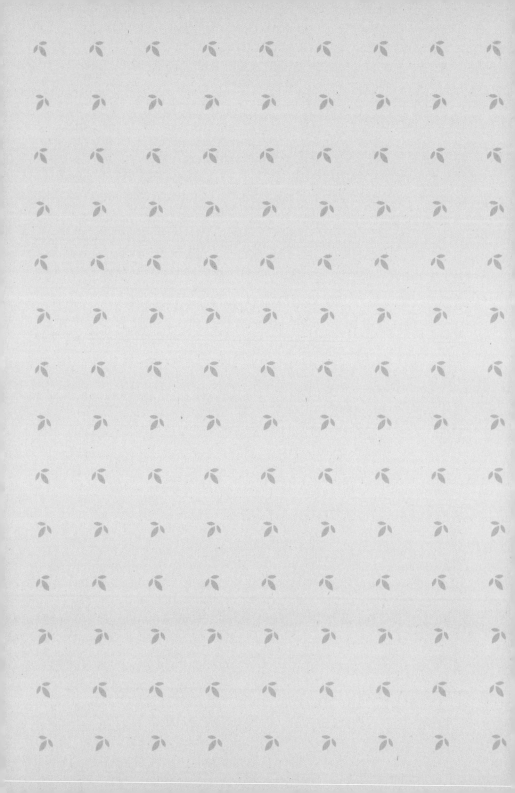

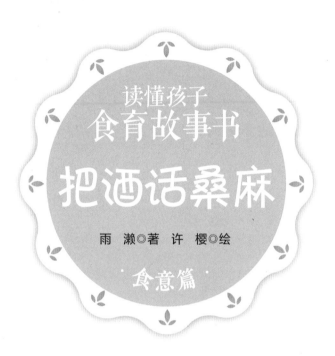

读懂孩子
食育故事书

把酒话桑麻

雨　濑◎著　许　樱◎绘

·食意篇·

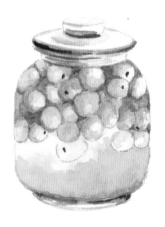

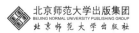

北京师范大学出版集团
BEIJING NORMAL UNIVERSITY PUBLISHING GROUP
北京师范大学出版社

图书在版编目(CIP)数据

食育故事书. 食意篇 / 雨濑著；许樱绘. — 北京：北京师范大学出版社，2023.8

（读懂孩子）

ISBN 978-7-303-29077-2

Ⅰ.①食… Ⅱ.①雨… ②许… Ⅲ.①饮食－卫生习惯－儿童读物 Ⅳ.①R155.1-49

中国国家版本馆CIP数据核字(2023)第065552号

营　销　中　心　电　话　　010-58808083
北师大出版社少儿教育分社　　010-58806648

SHIYU GUSHI SHU SHIYI PIAN

出版发行：北京师范大学出版社 www.bnupg.com
　　　　　北京市西城区新街口外大街 12-3 号
　　　　　邮政编码：100088
印　　刷：北京瑞禾彩色印刷有限公司
经　　销：全国新华书店
开　　本：880mm×1230mm　1/32
印　　张：14.75
字　　数：190 千字
版　　次：2023 年 8 月第 1 版
印　　次：2023 年 8 月第 1 次印刷
定　　价：150.00 元（全 6 册）

策划编辑：王　芳　　　　责任编辑：朱前前
美术编辑：袁　麟　　　　装帧设计：袁　麟　敖省林　尚世视觉
插图设计：杨惠贤　　　　责任校对：丁念慈
责任印制：乔　宇

前 言

　　随着社会物质水平不断提高，大部分人吃饱已经不再是难事。我们逐渐看到人们在饮食上的更高追求：食材更昂贵，外形更精致，背后的故事与文化更有讲究……看到这些，我不禁有些恍惚，仿佛物资匮乏的年代已是久远的历史。可是与此同时，我却发现，人们从食物上获得的快乐似乎变少了。

　　一个朋友抱怨生活无趣又忙碌，我建议她可以亲手烹调一些小菜，来为自己制造一点儿有趣的惊喜。她拒绝了，说吃外卖就好，反正都是差不多的味道。我又想到，母亲曾欣喜地与我说，在她十二岁那年，吃到了人生第一支冰棍儿，虽

然只是一支没有奶油的老冰棍儿，却也让几十年后的她记忆犹新。我越发困惑，执着地思考着，食物与人心的联系，究竟是什么。

我是个爱好美食的人，这些年走过不少路，尝过很多食物。我希望用自己对食物的浅薄见解与思索，让孩子们增添一份对生活的踏实感，从食物中学到更多的人生哲学，同时，我也希望能够激发孩子们勇于探索新事物的勇气。这便是我创作"读懂孩子·食育故事书"最朴实无华的初心。

本系列故事分为三部，第一部为"食材篇"，介绍了生活中常见的几类食物。城市的繁荣，虽然让孩子们变得衣食无忧，但是也遮挡了他们在大自然中发现美的视线。高楼大厦覆盖了孕育人类的泥土，可人必须要吃饭这件事却无法改变。吃饭这一件小小的事情，成了孩子和自然最重要的联系。他们吃着软糯的米饭、喷香的肉、脆嫩的蔬菜时，是否会去思索，盘中餐是从何而来，又经历了什么。"食材篇"通过讲述主人公与不同

食材之间的故事，希望能唤醒孩子们的"生活感"，让一日三餐给予孩子们心灵的安宁与温暖。

曾经，在医院的病房里，我见过一个小男孩。他吃着护士送来的药，苦得眼睛都眯了起来。我递给他一颗糖，他含在嘴里，笑得眼睛又眯了起来，开心地说："好甜！"当看他吃糖的时候，我落下了眼泪。小男孩问我为什么哭，我说："糖好酸，酸得我眼泪都掉下来了！"对于这个小男孩来说，味道本身是纯粹的，苦就是苦，甜就是甜。他肯定不能理解，为什么明明是甜味的糖，我吃着却觉得心里好"酸"。因为那时候的我经历了许多难过的事，看见他的笑脸，我觉得做一个孩子真是太好了。成了大人，很多时候，酸、甜、苦、辣都不再是本来的味道了。从那时起，我就很想为孩子们写一些关于味道的东西。一直以来，中国的文化就很喜欢用食物之味去比拟人生之味。看看这些词：心酸、甜蜜、苦涩……似在说味，又不在说味。在我不算漫长的人生里，我吃过五

湖四海各种各样的美食，其中不乏稀奇古怪、难得一见的食物。要我说，即便是成千上万种食材，烹饪后的味道大致也不过是我们熟悉的那几种：酸、甜、苦、辣、咸、鲜……于是，便有了第二部——"味道篇"。在这一部里，我着重讲述了六种味道大概来自哪些食物与调味品，又用大量的比喻和不同维度的描写，结合小主人公自己的人生经历，帮助孩子们理解味道背后的故事。对于这样抽象又复杂的话题，孩子们可能理解起来有些难。但小学中高年级这样的阶段，做这样的启发是十分恰当的时机。人生的滋味和饮食的滋味，究竟能让我们学会什么？通过对味道的阐述，希望孩子们能够了解"人生百味"，开启对于人生的思考。

　　在三部中，最后一部"食意篇"是我最喜欢的。在这里，我想给孩子们展现食物的诗意与美丽。很多孩子会质疑：食物有什么美的呢？表面上，美食固然和我们的口腹之欲相关，不像绘画、

弹琴那样高雅。但在我看来，美食的美比艺术的美更多了一份人情味。在"食意篇"里，细心的读者会发现，每一个故事的标题都选用了古诗词里和食物有关的句子，譬如"努力加餐饭""把酒话桑麻"。故事突出烘托食物与时令的关系，也写了更多引人思考、富有哲理的内容。像《努力加餐饭》里，我谈到了小主人公亲人去世这个话题。可能很多孩子对于这个话题十分模糊，也有些恐惧。我能做到的，就是用"好好吃饭"这个概念鼓励孩子们体会生命本身的意义，尽早地树立正确对待生命的观念。有人曾提出，"食意篇"中的几个故事是否稍显悲观，不够阳光，我思考以后，还是决定将核心保留。教育的一个目标，是让我们的孩子更好地适应社会。所以，让孩子提前建立一些对真实世界的认知其实是必要的，如书中介绍了一些价格高昂的食材，我认为，看过书的孩子反而可以满足自己的一些对奢侈生活的好奇心。真心希望孩子们能对世界上的食物有一个正

确的认知，不因食物的贵贱而随意评判食物和吃食物的人。食之意，在于对人间百态的通达理解。透过饮食，孩子们能看到更大的世界，加深对美的认识，加深对生活的热情。

　　读完这套书，如果小读者能说一句"我会好好吃饭"，能更认真地对待一餐一饭，就是对作者我莫大的肯定了。

2022 年 4 月 29 日

目 录

在城市，思念乡村的风光

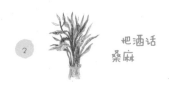

　　无所事事的周末，塔塔随意上网浏览着新闻，顺便登录了许久未上的电子邮箱。里面静静地趴着一封不知道谁发来的邮件。塔塔的朋友不多，会发邮件的更少。他好奇地点了开来。

　　"亲爱的塔塔，你好！

　　不知道最近的生活过得还好吗？你为我亲手制作的美食令我念念不忘。所以，我也想为你做一道菜。最近，我学会了做炸酱面，希望下一次回国的时候可以亲手做给你吃！"

　　落款是嘉嘉，是他从小去了国外生活的表哥。信的末尾，嘉嘉还拜托他问候外公外婆。

　　塔塔的思绪一下飞得很遥远。刚刚过去的假期，他和嘉嘉去了外公居住的乡村，一起度过了

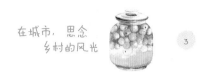
一段夏日时光。在那里，嘉嘉见识了江南乡村的
秀美灵动，那是和国外开阔的农场迥异的气质。
对于两个从小在城市里长大的孩子，能够无忧无
虑地在田野上玩耍，亦是难得的体验。

塔塔有点儿想念嘉嘉了，更想念那个宁静的
村庄。

其实塔塔正心烦意乱。即便他只是一个小学
生，却也不可避免地承受着许多压力。不久的将来，
他就要升入初中。

塔塔不禁想起几天前他和妈妈的谈话，那是
他第一次听到"升学率"这个词，也第一次知道
学校有升学率高低的区分。妈妈并没有给他太多
压力，只是提供了一些建议。可是塔塔从小就听
身边的哥哥姐姐说，上好的初中是为了上好的高
中，而上好的高中，进入好大学的概率就更大了。
所以，在升学的道路上，每一步都不能松懈。

塔塔倒不是害怕学习累，实际上，那些课上

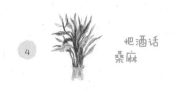

着还挺有意思的。他怕的是以后将不断被比较，再也不会有无忧无虑的日子了。

塔塔心事重重地关了计算机，走下楼准备散个步。他从住的小区大门出来，顺着每天往返几次的道路，往前走便是文新小学了。沿路的老房子已经被拆得七七八八，盖起了漂亮的居民楼，设计风格现代简约，大多刷成灰白墨绿的颜色，过十年八年也不会落伍的样式。

文新小学位于市中心，对面是一座新建的商业广场。顺着商业广场往南步行一小段，就来到了城市最核心的一片写字楼。妈妈说过，市里的金融与互联网公司都聚集在这里。

小胖有时候会拉塔塔来这边玩，不仅有看起来无比高级的写字楼，而且有时髦的餐厅，装饰炫彩霓虹灯的游戏厅，赶潮流的服装品牌。

临近中午，忙碌的上班族们开始午休。塔塔看到衣着时尚的大人们三三两两地往外走，坚硬

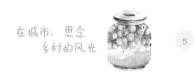

的鞋跟嗒嗒地敲在大理石
地砖上，转进了一家又一
家餐馆。如果不预备在午
饭上花费太多，那么街边
也有兜售两荤两素盒饭的
小亭子。有几个扯松了西
装领带的大人们捧着饭盒

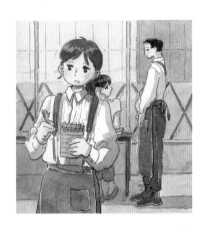

在咖啡馆的露天座位上狼吞虎咽，看得出饭菜已
经没什么热气了，蔫蔫的肉丝没精打采地耷拉着。

塔塔的肚子发出了"咕"的一声。

思忖片刻，塔塔决定坐公交车回到家附近的
菜场，那里支着一个馄饨摊子。他想，一碗热乎
乎的馄饨也许更贴合他现在空荡荡的胃。

坐在公交车上靠窗的位子，城市的街景疾速
后退，生硬而冷漠的大楼也逐渐消失在视野里，
只剩下地平线上的一点儿灰，很快被其他楼群遮
挡不见。灰色，是城市里最普遍的颜色，不管它

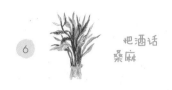

是否有些坚硬，都能很好融入所有的风景。

在一个转角，塔塔下了车，迎面而来的是喧闹的人声与人群，与身后的城市泾渭分明地切割开来。

菜场是城市里最贴近乡村的地方。虽然菜蔬不是乖乖地长在地里，但是整齐地摆在摊子上待价而沽。

塔塔走进馄饨摊，要了一碗最常见的荠菜鲜肉大馄饨。不一会儿，散发着腾腾热气的大碗端上了桌，碗里浮着捏成元宝形状的大馄饨。半透明的馄饨皮里隐隐透出绿意，已经不是荠菜新嫩的季节了，尝一口，可以品出细微的酸涩。塔塔拨弄着碗里的馄饨，让它们在调味粉做的浓鲜汤水里沉浮。

外公做的馄饨不是这个味道的。

荠菜鲜肉馄饨是春天吃的。到了秋天，外公会选用更应季的豇豆来做馅。自家擀出厚薄均匀

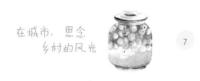

的馄饨皮，切成整齐的方形，包出的馄饨饱满得像要爆裂了。煮馄饨的水不拿来做汤，而是用半天的时间，熬一锅骨头汤另外搭配。

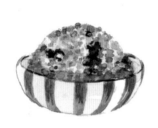
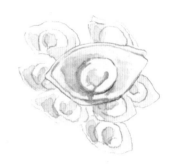

　　馄饨摊外连接着一条菜场的过道。商贩们的孩子三五成群从这里嬉笑打闹通过，透过头顶的塑料雨棚，还可以看到新建起的几座高楼，仿佛逼视着夹角里的菜场。

　　近几年，这样的菜场越拆越少了。家门口的这个仍顽强地在这个夹角里苦挨着，固执地不肯被拆掉。

　　塔塔恍惚间觉得，城里的摩天大楼是会呼吸，

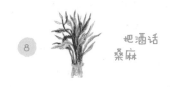

也会膨胀的。他想起在写字楼边看到的光鲜服装下囫囵吞着饭菜的上班族们。也许未来的某一天，他也将变成一个在写字楼外吃盒饭的大人，而那些尖锐的灰色建筑终将逐渐扩张，挤压掉散发着最后一点儿人情味的菜场。

　　塔塔的心里生出一丝担忧。

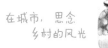
在城市，思念
乡村的风光

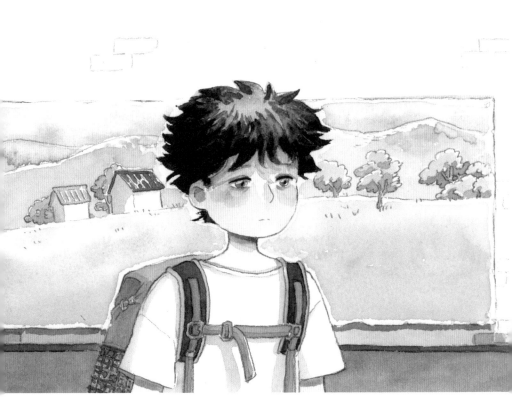

乡间四季回忆

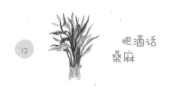

　　塔塔喜欢乡下的理由用一张纸是写不完的。

　　那里氛围悠闲，景色宜人，空气清新，当然，乡下更能吃到许多城里吃不到的东西。一年四季各有不同时鲜供应。城市倒像是调了个个儿，以反季节的食物为珍贵稀有。

　　这一点塔塔不能认同，因为在他心里，应季的食物不仅有着难以形容的鲜味，而且蕴含了当下季节的独特气质。

　　譬如春天，风都是软软的，悄无声息送来一整年的暖意。惊蛰过后，春笋、香椿，都从沉寂已久的山野里露了头。春笋自然不必说，不论是做成甜美脆嫩的油焖笋，还是简简单单炒个肉丝或是雪菜，都是美味。有人说，笋有着猪肉的醇

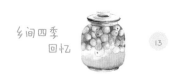
厚滋味，却没有油腻的感觉，几乎
是南方人都喜爱的春季食品。

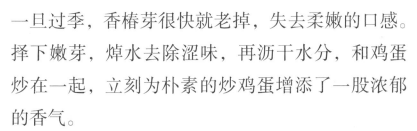

　　香椿有一股似臭非臭的怪味，
不喜欢的人谈之色变，喜欢的人又
爱不释手。香椿最好是在春天吃。
一旦过季，香椿芽很快就老掉，失去柔嫩的口感。
择下嫩芽，焯水去除涩味，再沥干水分，和鸡蛋
炒在一起，立刻为朴素的炒鸡蛋增添了一股浓郁
的香气。

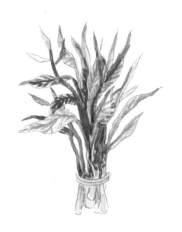

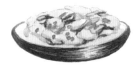

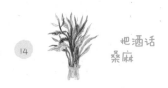

　　形容春天的成语似乎都有一副温柔的眉眼，所以春天的吃食也清淡柔和。

　　赶着春天的尾巴尖，路边无人看管的桑葚就成熟了。

　　桑葚通体乌红，形状像一枚小小的风信子。摘取的时候动作要轻柔，因为桑葚的果实十分娇弱，轻轻一掐汁水就出来了。吃的时候更得注意，一不留神嘴唇就染上了紫黑色的甘甜汁水。

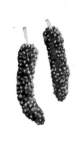

　　等到树梢上传来不绝于耳的蝉鸣，塔塔最喜欢的夏天就来了。

　　夏天是极富活力的，从当季的食材便可得知这一点，苋菜、莲子、苦瓜……夏天的食材不用复杂的调味烹制，就足够撑起一道美味的菜肴。

　　塔塔喜欢吃茭白。剥掉外面几层皮，就剩下里面肥厚的白色肉质茎。滚刀切成厚块，或是细细切成丝，清

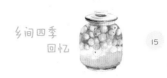
炒一下就极鲜美。仔细品一品，仿佛还有点儿肉香。茭白有着独特的口感，和世界上的每一种蔬菜都不同，有点儿像丝瓜，又有点儿像冬瓜，说不清道不明。

当然，夏天最不能缺的就是一个冰镇的西瓜。对半切开西瓜，露出鲜红含水的果瓤，捧一半在怀里，用勺子豪迈地挖着吃，即使是在三伏天，也能轻易抵挡暑热。

一晃眼，便是秋天。

从小，课本就告诉塔塔，这是丰收的季节。塔塔看过收获的盛景，处理好的玉米黄澄澄地铺陈在地上，看着就让人的胃有十足的安全感。

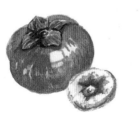

秋天的水果自然是不缺的。硬柿子爽口，软柿子甜糯，晒

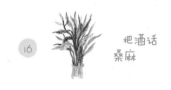

干成柿饼也好吃。柿饼扁扁的，里面的水分已经尽数晒干，肥厚的果肉组织变得有嚼劲，外面析出霜露一般的糖，像裹了层粉。

燥热的初秋，外公削出雪白的梨块，和川贝、银耳、红枣一起炖一锅缠绵清甜的冰糖雪梨汤。银耳的胶质尽数化在汤水里，那汤也变得浓稠了。如果秋风的凉意让人上火咳嗽，一锅冰糖雪梨汤就显得格外贴心了。

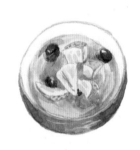

冬天是最寒冷与沉寂的季节，但不代表没有东西可吃。

卷心菜、白萝卜，冬天的应季食材似乎都质地优良。古话说，冬吃萝卜夏吃姜。用青红萝卜煲一锅排骨或是牛腩，在寒意透骨的冬夜炖得酥烂，喝上一口汤，仿佛什么忧愁都能过去了。而坚强的大白菜，在没有大棚蔬菜的过去，几乎占

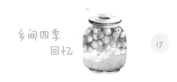

据了北方冬天蔬菜的全部。

村落，以得天独厚的优势亲近着每一个时节。

即使是繁忙通达、囊括了世界各地美味的城市，也不能弥补时令的缺憾。直接钓起就地烹饪的鱼，和历经了几小时才到达城市餐桌的鱼，就是天差地别。

城市，自然有城市的盛世风景。可是，在中国的文化里，寄情田园是一种返璞归真的大境界，似乎人们天生就对乡野有着眷恋。

塔塔虽然不说，但是有了比较，心自然会有偏向。在他心里，好像城市是需要逃避的地方，而乡村，就是那个逃往的方向。

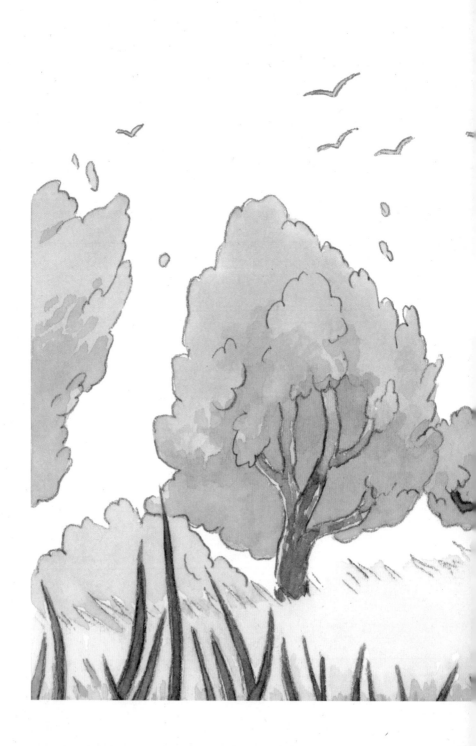

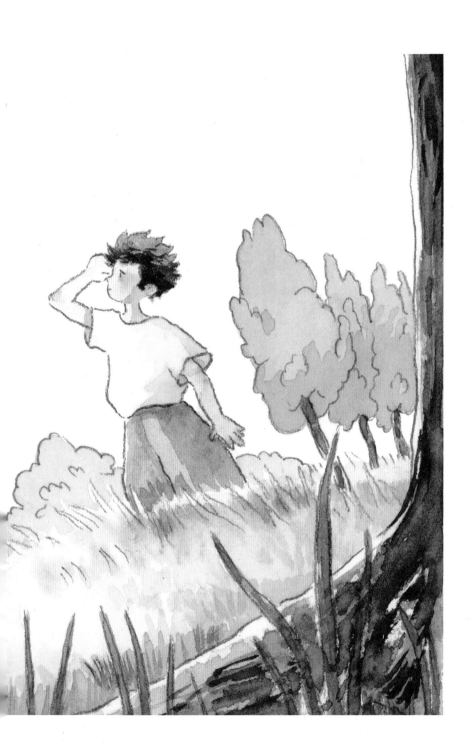

抛下烦恼，去乡下

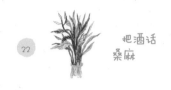

金秋十月，最叫人期待的便是国庆长假。凑巧赶上中秋的话，文新小学的同学们等于拥有了一个超长的秋假。而国庆过后到春节便再没有这么长的假期了，所以大家都很珍惜这段日子。

假期第一天的一大早，塔塔的家门口有人笃笃敲着门。

塔塔打开门，想看看是谁扰了他的懒觉。门外站着一个熟悉的身影，小胖背着重重的行囊，头上还歪歪斜斜戴着一顶小帽子。

"我老爸去外地进修，我老妈跟着去照顾了。"

塔塔一愣："所以呢？"

"所以，我爸妈把我托付给你家了！"

塔塔挠挠头，心想，我怎么不知道？睡眼惺

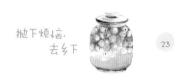

忪的妈妈从屋里走出来，热情地招呼："小胖呀，你爸妈已经和我说好了，快进来吧。"

不过，妈妈也不能照顾他们，难得的假期却要加班。妈妈和爸爸商量了一下，决定把他们送去乡下的外公家。

塔塔觉得，外公的家仿佛一个温暖的港湾，每当爸妈忙碌或是有什么事情时，他随时可以去乡下的那座房子，外公和外婆总会在那边笑盈盈地等待着。

把两个小朋友送到外公家，妈妈就走了。对着一排低矮的青灰色砖房，小胖像个国王似的巡视着，里里外外走了一圈看了一遍。等走到第五遍的时候，他开口问塔塔了："没有计算机？"

塔塔点点头。

"没有游戏机？"

塔塔再次点了点头。

"电视也没有？"

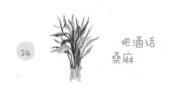

塔塔小声地说："有，不过没装数字电视，频道不多……"

小胖惨叫一声，没有娱乐的日子可怎么过啊？谁知，小胖还没来得及痛哭一场，外公就用一顿午餐轻轻松松搞定了他。

小胖盯着面前的一桌菜出神。

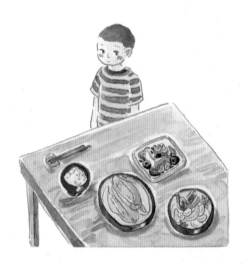

开胃小菜是秋葵拌豆腐，青绿雪白的颜色对比分明，看着就清爽；烧得陈旧焦黑的陶土锅里装着煲了一上午的菱角排骨汤；主食是白米饭和煮玉米，晶莹的饭粒和金黄的玉米粒圆润可爱，像一斛珠宝。

他迫不及待地拿起筷子大快朵颐。

小胖自诩美食家，对一道菜的评定遵循色、

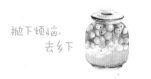
香、味俱全的准则。并且要看食材、烹饪手法和
厨师的心意。秋天的菱角和秋葵应季，食材新鲜；
每一道菜都颜色搭配均衡得当，媲美艺术品；清
淡却又不失营养的菜，明显是为了照顾他们坐了
几小时的车，怕他们胃口不佳……

小胖手里抱着一截玉米大口地啃着，心里那
点儿因为没有游戏机和网络的悲哀早就被抛到了
脑后。

午后，塔塔带小胖在村子里转悠，熟悉环境。
正是农忙时候，空闲了许久的晒谷场忙碌起来，
成片的谷子随意地散落在地上等待太阳的加工。

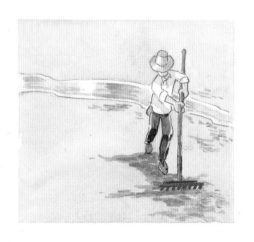

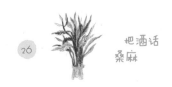

把酒话
桑麻

一个大叔在小卖店附近将一个黑漆漆、圆咕隆咚的葫芦形铁罐直接架在火上烤，两只手还在不断摇着。

"这是什么？是炮台吗？"小胖好奇地凑过去。

塔塔心想，他也没见过。

大叔看着他俩，眼神仿佛在嫌弃他们没见过世面，说："这是爆米花。"

爆米花，好像不是这样子的啊？小胖想起电影院里的爆米花，仿佛是在一个方形的机器里，把一袋袋加工好的玉米放进去，爆米花就会自己慢慢膨胀，纷纷扬扬落下。买的时候，营业员就拿出一个缤纷的纸盒子盛上一盒。

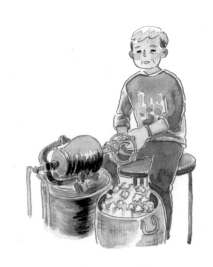

大叔介绍说，这种传统的爆米花机是利用

加热后锅内的压力让谷物爆开，不仅可以爆玉米，而且爆黑豆、大米也不在话下。

　　说话间，大叔把铁锅拿到一边准备好的铁网上，"砰"的一下，铁锅炸开了。伴随着一阵清香，爆米花就制成了。

　　"抓一把去吧，不要钱。"大叔不由分说抓了一大把塞到小胖怀里。老式做法的爆米花，形状不如城市里售卖的那么蓬松。由于没有加奶油和大量的糖，所以并不如商店里卖的那般甜美松软，可偏偏有一股谷物本身特殊的香味，吃起来不像奶油爆米花那么腻。

　　"乡下真是个好地方呢。"小胖既兴奋又带点儿埋怨，"你怎么不早点儿带我来！"

　　塔塔无言以对，他哪里知道小胖居然会喜欢村子里的氛围呢。

　　"你初中准备去哪里？"小胖话锋一转，又说起了一件让塔塔心里有些担忧的事情。

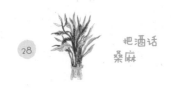
"没想好，你呢？"

"我妈妈想让我去市重点，我哪里考得上……"

塔塔不动声色，但他的心里是喜悦的。和朋友一起出去旅行，一直是他的梦想。两个好朋友聊着生活中的琐事，一边往嘴里忙不迭地塞爆米花，一边在乡间的小路上闲庭信步，仿佛走在精巧的苏州园林里一样适意。

清秀的群山将喧闹的城市阻隔在了身后，那些城市里让塔塔烦恼的事情，再张牙舞爪，也越不过村落周围的重重青山……

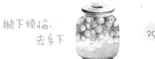

抛下烦恼，
去乡下

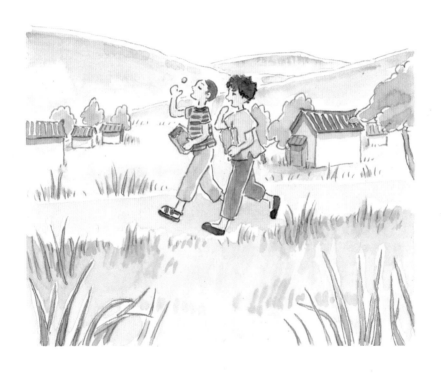

在山野间纵情玩耍

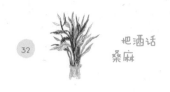

　　夜晚，外公支起蚊帐，安排小胖和塔塔睡在靠外的房间。

　　小胖睡相不好，翻个身半条腿就搭在了塔塔身上，还打呼噜，吵得塔塔早早就醒了。天色未亮，几颗星星散落在黑色的天幕上，云朵稀薄得在天际画出一道道横线。他第一次知道，天空足够干净的话，清晨也是能看到星星的。城市里光污染严重，即使是午夜，天也泛着铁锈般的红色。

　　塔塔在简陋却整洁的卫生间里洗漱完，顶着乱蓬蓬的头发，走到院子里的一个小石墩上坐下。秋天的晨风透心儿凉，塔塔感觉自己浑身都清醒了过来。

　　天色又亮了一些，小院里有了动静，是外公

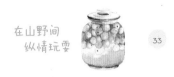
和外婆起床准备早餐了。和小胖一起来的好处就是，吃饭的时候，外公会准备极丰盛的菜。不用在乎吃不吃得完，有小胖在，肯定吃得完。

浓郁的香气飘来，塔塔循着风送来的气味仔细分辨。早餐吃小米粥，葱油鸡蛋饼，麻酱糖饼。睡梦中的小胖闻到香味也醒来了，尤其是加热后的麻酱和红糖混合在一起的滋味凶猛浓烈，谁能在这种刺激下安睡？

小胖急匆匆赶到餐桌旁，抓起一块焦香起酥的麻酱糖饼就往嘴里塞。饼皮还滚烫，正是酥脆掉渣的时候。用红糖和麻酱拌好的馅心经过两面烤制，早已融化成软趴趴的样子，半是固态半是液态，吃进嘴里仿佛会流淌出来。

麻酱糖饼是小胖妈妈的绝活，可他怎么觉得没外公做的好吃呢？小胖向外公请教起了秘诀。外公想了一想，说："没什么秘诀，水好，面好，做出来的饼就好吃。"

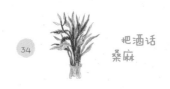

小胖嗫掉手上的红糖，一口一个外公叫得甜：
"明天早上想吃豆腐脑和油条。"

外公笑眯眯地应下。

塔塔正盘算一天的时间该如何打发，忽然发
觉门外有个脑袋正趴在门框上往里看。

塔塔一看，惊喜地叫："涛表哥！"

"走啊，我带你们玩去。"

涛涛是村子里一个远房亲戚家的儿子，论起
来，是该叫一声表哥。以往塔塔过来的时候，话
不多，可涛表哥也爱和他玩，带着他上山下河。

涛表哥现在已经去了镇上念书，轻易也不回
村里住了。他已经十八岁了，完全是一副大哥哥
的成熟样子。塔塔和小胖跟在他身后，就像两条
小尾巴。三个人绕到村口又喊上了另一个小伙伴
小宁，从他家的厨房拎上一只才宰杀的鸡，便往
村外的水库去了。

几个人钓了会儿鱼，快到中午了，肚子也饿了。

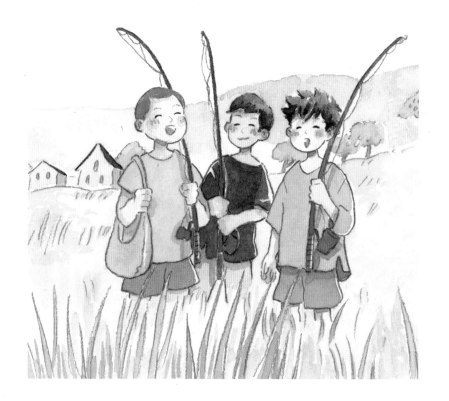

涛表哥拎出竹篓里的鸡。

他破开鸡的腹部，将里面的内脏清理干净。从口袋里取出几个小袋，似乎是盐和一些香料，在鸡的腹内均匀涂抹，再用大片的荷叶裹成一个

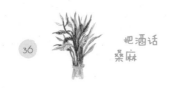

球。就地取材用黄土混上点儿水，用这湿黄泥土把鸡包裹得严严实实。

做完这些，涛表哥三两下在地上挖出一个小坑，把木柴烧成炭，把泥球扔了进去，填平坑。

"鸡能熟吗？"塔塔问。

"等着看吧。"涛表哥露出神秘兮兮的笑容，又在那坑上生起一堆篝火。

趁着鸡肉变熟的时间，涛表哥去了旁边的竹林，麻利地用柴刀把陈年的老竹逆着纹理横向劈开。利用竹节天然的形状，便成了一个一个的小杯子。

小胖在一旁惊叹不已。

鸡肉差不多烤好了，涛表哥灭了火，用余温再焖了一会儿，就从地底下把泥球掏了出来。用柴刀在泥球上重重敲击几下，神奇的事情发生了，泥浆居然变得像蛋壳一样，一块一块地碎开。而那只鸡，变成了一只喷香、焦脆的烤鸡。鸡肉经

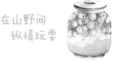

过高温密封烤制，汁水被牢牢锁在肉里，肉质自然是鲜嫩多汁。又因为只用了少许调料，鸡肉的原汁原味也被充分保留了。细细嗅去，还有一股荷叶的芬芳。

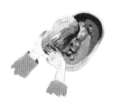
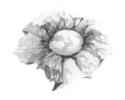

"这就是叫花鸡。"涛表哥得意地笑了。

四个人围着鸡，直接上手撕下一条条肉享用。

"咱们现在是不是有点儿像古诗里写的？"小胖忽然问。

"什么？"

"开轩面场圃，把酒话桑麻。"小胖摇头晃脑地吟诵起了课本上学过的诗歌。

塔塔心想，还真有点儿那意思。在最天然的景致里，不远处是忙着丰收的谷场，他们四个人

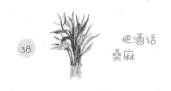

举杯以水代酒庆祝、取乐。周围绿树环绕，郁郁葱葱的绿叶正在一点儿一点儿地变红，江水、溪流和河流纵横交汇，人类与自然和谐共处，恰巧从自然得了一点儿恩惠，又是一个丰年。怕是孟浩然也想不到，千百年后溪流边上的小林子里，出现了与他的诗歌如此相像的良辰美景。

"谢谢涛表哥的宴请！"小胖再次举杯。

"干杯！"

塔塔也曾吃过一些丰盛的宴席，眼前简单的泉水与鸡肉当然称不上宴请。可是，这又怎么不是宴请呢？他真诚地觉得，这便是丰盛了。

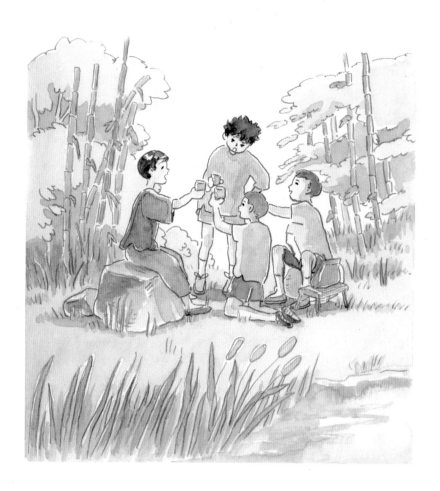

令人沉醉的乡间生活

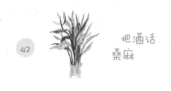

　　每天都闲不下来的小胖，在吃完早餐后思考的第一件事就是，今天玩点儿什么呢？这不，他晃着外公的胳膊，嗲嗲地问："外公，今天咱们干点儿什么？"

　　外公已然习惯自己多了个小外孙，回答道："打糍粑好不好啊？"

　　说起打糍粑，塔塔以前看外公做过的，和打年糕的工序差不多，似乎只是原材料不一样。糍粑是直接用熟糯米做的，而年糕则是用米粉或糯米粉做的。打糍粑的过程非常有趣。

　　小胖激动极了，帮着外公将院子角落里落了灰的石臼拖出来，擦洗干净。似乎本地的农户家里都有这样的器具，像是放大版的捣蒜碗。外公

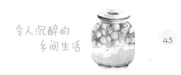

又从后院拿出两把粗粗的木槌，似乎用了许多年，上面的木纹都有些斑驳了。外婆将提前浸泡好的糯米在蒸笼上蒸熟，用一块白色纱布包着放入了石臼里。接下来便是对体力和默契的考验了。外公和外婆站在石臼的两侧，一人一下用力把木槌往糯米上撞、压，你一下，我一下，配合有度。

"这个动作叫春。"外公一边打着糍粑，一边不忘解说。打糍粑很累，不一会儿外公和外婆的额间就冒出了细密的汗珠。小胖和塔塔早就看会了，便上前接替工作。

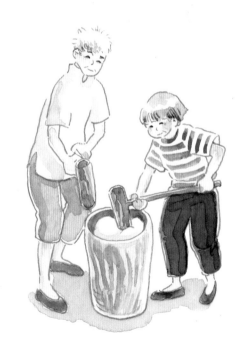

不知多久，捣好的糯米团子终于

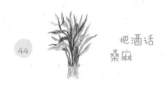

呈现出油光水滑的样子。此时，打好的糍粑直接就可以吃了，还透着温热的气息。掰一块软乎乎的糍粑放进嘴里，蘸点儿红糖或是黄豆粉，吃起来就足够香甜粘牙。或是将糍粑冷藏成型，放入油锅煎炸，蘸点儿白砂糖。要想做出花样，还可以在糍粑中增添馅料。清明前后，将艾草汁液之类加入糯米，将糍粑染成绿色，就是青团。

剩余的糍粑被外婆收走了，毕竟糯米点心吃多了伤胃。小胖意犹未尽，外婆摸了摸他的头："你昨天不是说要吃豆腐脑吗？要吃咸的还是甜的？我去做。"

小胖厚着脸皮用甜腻腻的嗓音撒娇："可以都要吗？"

外婆爽快："行。"

小胖和塔塔坐在石阶上等豆腐脑，外公戴上他的斗笠，继续去菜园子里忙活了。看着外公弯腰除杂草、施肥的身影，小胖忽然问："你说，外

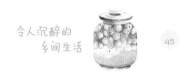
公的生活是不是挺无聊的？"

"无聊吗？"塔塔觉得还好吧。

小胖扯着嗓子大声问不远处的外公："外公，您觉得您的生活无聊吗？"

"不无聊啊。"外公说。

"可是您每天都干差不多的事情呀，种地、做饭，好像一点儿都没有变化。"

外公瞥了他们一眼，说："我觉得呀，你们城市里来的小孩，还是缺了一点点仪式感。"

小胖听了"仪式感"三个字，有些摸不着头脑，塔塔却忽地想起另一桩事情。外公也曾来城里住过一段时间，那阵子爸妈太忙，塔塔又太小，外公便义不容辞地接过了照顾塔塔的任务。后来，爸妈工作稍微稳定了些。妈妈就想顺势留下外公，让他定居在城里。最后不知道怎么的，外公还是毅然回了村子。

对外公来说，城市固然有其便利之处，可是乡

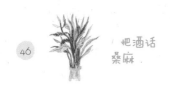

村的宁静与缓慢才是他操劳一生后最需要的东西。外公认真地对待生活里的每一件事，就是地里的一株杂草，他挖去它的姿势也是那么郑重。

塔塔看着外公一丝不苟的身影，忽然对仪式感有了别样的感触。

外婆捧着豆腐脑来了。一碗豆腐脑用红糖简单调味，另一碗则用了酱油、榨菜粒、葱花和小虾米。

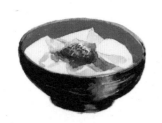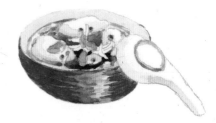

塔塔抿了一口甜的豆腐脑，柔软到在齿间留不下一点儿痕迹的豆腐脑旋即在舌尖散开不见，虽然只用了红糖调味，但成就了味道的纯粹。咸的呢，咸鲜的调味恰到好处地遮掩了豆腥气，跟

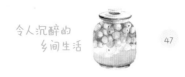
油条真是绝配。

小胖捧着碗吃得稀里哗啦，满脸都是，甜咸口味各来了两大碗。看得塔塔一愣一愣的："你不是北方人吗？北方人应该不爱吃甜豆腐脑吧。"

"好吃，不论甜咸。"小胖一脸"你懂啥"的表情。

看着阳光里小胖脸上的绒毛反射出光芒，一股暖流忽然在塔塔心里流淌开。一瞬间，塔塔冒出个想法，他想在村子里定居。他扭头将这个想法告诉了小胖。

"你现在是这样说咯，可是让你在村子里住上三个月，你还会觉得这里一切都好吗？"小胖在一旁凉凉地说着，戳破了塔塔不现实的想法。

真的是这样吗？塔塔从没长时间离开过城市，他说不准自己是不是能长时间适应乡村的生活。

待到重阳日，还来就菊花

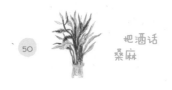

　　长假的最后一天，外公带上小胖和塔塔去隔壁林阿公家里做客。可惜的是林阿公的孙女秀秀不在。那是一个古灵精怪的女孩子，是塔塔幼时的玩伴。现在秀秀也去了城里念书，不知道她是不是也开始头疼升学的问题了呢？塔塔忍不住想道。

　　林阿公摆好一桌菜，拿出两只瓷白色的小酒盏，用开水冲了一下，随后紧张地搓搓手，仿佛要做一件大事。

　　塔塔好奇地盯着林阿公，只见他从墙角的几个酒缸里挑选了一个，打开了上面的封印。外公会心一笑，这是用上半年的杨梅泡的酒，已经酝酿出了极厚重甘甜的滋味。

　　林阿公从缸里斟出一些红葡萄色的清澈液体,和外公举杯同饮。烧酒刺激辛辣的滋味早就被杨梅的酸甜化成了绵绵不绝的甘醇,可酒的劲道仍在,染得外公的面孔变成深深的红色。

　　长辈们在一旁喝起来,塔塔和小胖只顾得上埋头吃饭。

　　林阿公做了生炒鸡块,选的是小公鸡。这种鸡肉最适合红烧,肉质有韧劲。剁成小块直接下锅用旺火炒,配上碧绿的线椒和干辣椒,下足量的料酒和酱油,大火收汁到仅剩一点儿浓郁的底汤。

　　鸡肉嚼劲十足,香辣够味,连鸡皮嚼起来都有"吧嗒吧嗒"的脆声。

　　小胖叹口气:"没有激素,吃谷子长大的走地鸡,城里可是很难吃得到。"顺便慷慨地把鸡腿夹到塔塔

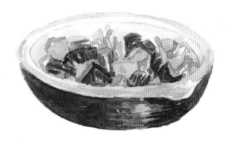

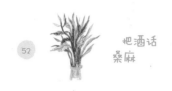

的碗里。超市里买的鸡肉，总是油乎乎的，吃到嘴里没有鲜味。

七天假期转瞬即逝，吃完这一餐，塔塔和小胖就要回去了。也许因为这样，外公喝了不少酒，脸上的酡红已经烧到了耳后。

饭后，两个退了休的老人边喝茶，边随意聊点儿农事。外公说自己种菜已经种烦了，今年准备挑战一下种花卉和水果。

林阿公取笑起了他："一点儿菜都侍弄不好，还妄想种花果。"

塔塔看着两个老人，出神地想，这才是真正的把酒话桑麻吧？

人人都在向往田园生活，可是又有几个人能下定决心回到无牵无挂的乡间呢？忙碌工作了一辈子的外公能做到，可现实是，塔塔有自己的梦想和志向，而那些，都需要在城里完成。

塔塔来时的小小烦恼早已烟消云散。他不再

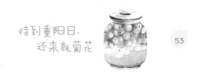

对城市抱有偏见，任凭城市再像一台不停吞噬的机器，但它永远无法吞没浩瀚的乡村。

甚至，乡村是城市的脊柱。有了乡村的滋养，塔塔坚信，只要他心里有一片田园，外物的竞争就无法影响到他。

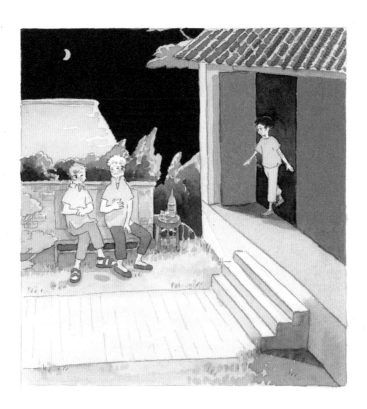

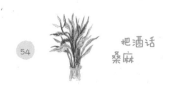

"还记得我说的仪式感吗？教你们一个提升仪式感的办法吧。"酒过三巡，外公忽然话多了。外公的办法其实也简单，从每一顿饭开始。在动手吃之前，仔细地观察食物，想象食物过一会儿进入口腔中那美妙的滋味。之后真的吃到了，会比直接闷头就吃美味得多。

生活有了仪式感，便不再是麻木机械地重复着每一天的工作了。任何一个细节都会带来满满的幸福感。

塔塔和小胖不能饮酒，林阿公便做了红糖醪糟汤圆给他们解馋。

清甜的醪糟，带着淡淡的酒水发酵的酸香气，却又没有酒的辛辣。塔塔连忙用上外公的办法，在汤圆入口前仔细想象，细

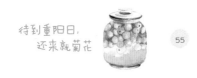

腻润滑的汤水滑入舌尖……喉头那种舒服的触感，黏糯的汤圆被牙齿咬破后，里面的芝麻馅缓缓流出，裹着猪油的香味慢慢地充盈他的口腔……

原来，给自己增添一些仪式感是如此有趣。

"十一"之后便是重阳节，林阿公邀请他们再来乡下。那时，他用山茱萸泡的酒也该成熟了，和外公喝上几盅，再给小朋友做菊花糕。

"秀秀……秀秀会回来吗？"塔塔不好意思地问，他的问题让所有人都愉快地笑了起来。

回程的路上，塔塔想，也许就像小胖说的，因为城市是他常住的地方，显得与众不同的乡下才格外珍贵。既然不得不回到城市去，那就期待下一次的相聚吧。

待到重阳日，还来就菊花。

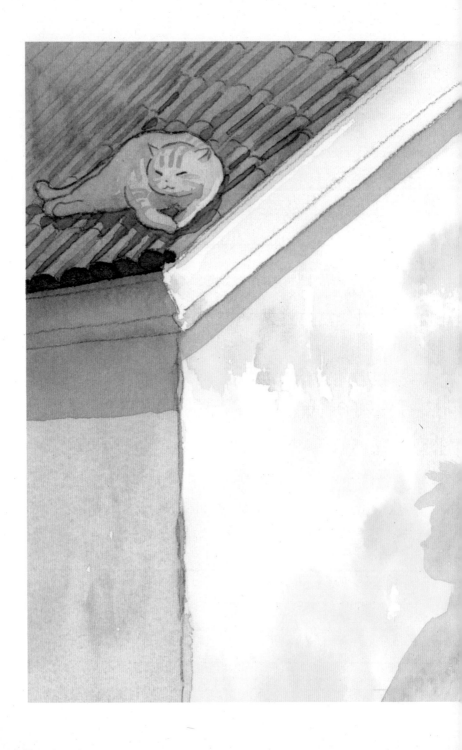

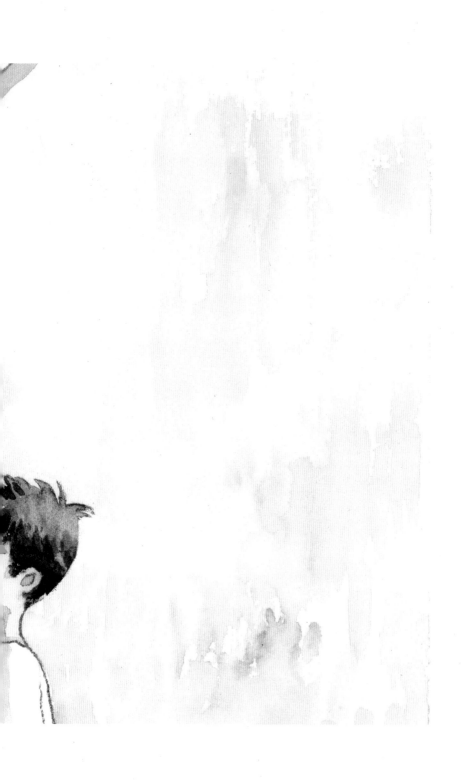

美食小课堂

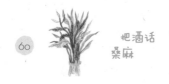
荠菜馄饨

收成不好的年份，人们就需要从大自然里去找寻食材补充进日常的饮食。在农人的心中，自有一本野菜的图鉴，哪些野菜无毒、美味，通过了解前人的经验流传下来。

荠菜是人们很熟悉的一种野菜，以春天的最为美味鲜嫩。它生命力顽强，田间地头随处可见。将荠菜焯水切碎后加油盐调和，就是一道朴素家常的凉拌菜。而它最为人称道的做法，是切成末儿和肉馅拌在一起，荤素搭配得宜，包成饱满的荠菜馄饨。

历史上喜爱荠菜的文人墨客很多，诗人陆游就是其中之一。他曾写多首诗来咏颂荠菜，称它"小著盐醯助滋味，微加姜桂发精神"。

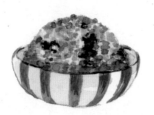
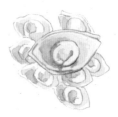

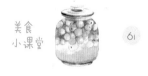

春 笋

立春后，春笋应季上市了。在泥土与雨水的滋养下，笋会很快长成硬实的竹子，就无法食用了。人们经常用"雨后春笋"来形容新生事物大量涌现的景象。也因此，春笋的时令性特别强，想要享用肥嫩鲜甜的春笋，须得抓紧。

挖笋是一件技术活，那没有出头的春笋藏匿在丛丛竹影之间，隐没在土里。有经验、眼力好的农人才能精准地定位。找到春笋后，需要用锄头轻轻刨出，以免损害到其他竹子。

食笋被认为是一件很风雅的事情，笋的味道清逸淡雅，而长成后的竹子被誉为"四君子"之一，用以形容有气节的人。白居易写诗说："每日遂加餐，经时不思肉。"赞美笋的滋味甚至比肉食更为悠长。

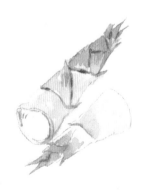

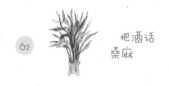
桑 葚

　　每年的春末夏初，乡野间随处可见的桑树渐渐地结出了桑葚。采摘下来的桑葚像袖珍的葡萄串儿，颜色是浓郁的紫黑色，汁水丰沛，酸甜爽口。它富含的花青素具有抗氧化的作用，经常食用可以帮助人们延缓皮肤衰老。桑葚不仅可以作为水果，而且是一种中药材。懂行的食客会把新鲜的桑葚泡酒或做成果干，美味与营养兼得。

　　在描写田园闲适风光的诗句里，桑葚经常作为背景出现。"蜜蜂出户樱桃发，桑葚连村布谷啼"，有了桑葚的点缀，乡村美景愈加令人心醉。

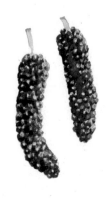

茭 白

居住在温柔的江南水乡的人们靠水吃水，就地取材，将一些水生植物入菜。常吃的几种素有"水八仙"的美名。

"水八仙"之一的茭白又名菰。它温润肥厚，柔软的质地非常吃油。因此，它适合用宽油爆炒，加以生抽提鲜。再用些肉末儿、肉丝配合，也能将肉香吸取进来。茭白的口感和春笋有些类似，但没有笋那样明显的纤维感，也不如笋那般爽脆，它的质感更柔和。

时节不对的茭白，肉质会变粗。食用的时候，需要削去外面发硬的部分，偌大一个茭白削下来，最后只得中心的一点儿肉。

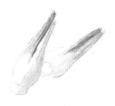

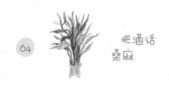

柿　饼

　　将食材的风味留存到下一个季节，一直是人们试图攻克的难题。秋天成熟的柿子甜美多汁，皮薄肉软，有着火焰一般的颜色。可惜柿子和所有鲜果一样，不能放置很久。为了在冬天也能品尝到柿子的鲜甜，人们就把它制作成一种果脯——柿饼。

　　柿饼是用整个柿子制作的，大体上还保留着柿子的形状，只不过更小更扁了一些，像一块小小的圆饼。选用饱满无核、皮肉无损的柿子，进行曝晒和存放。柿子的葡萄糖和果糖含量很高，随着水分逐渐蒸发，糖分渗透到表面。这也是为什么柿饼的表面总有一层霜雪似的糖粉，它并非人为添加的，而是在制作过程中自然形成的。

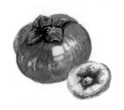

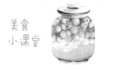

叫 花 鸡

人们又将乞丐称为叫花子，乍一听，叫花鸡的名字有些不雅。相传，这种烹饪鸡的方法是一个乞丐发明的。一次，他偶然得到了一只鸡，但流浪的乞丐居无定所，也没有厨房，无法料理鸡肉。于是他便想出一个便捷的方法：将鸡宰杀后不拔毛，把和着甘草的黄泥裹在鸡肉外面，包成一个大土团子，随后扔到火堆里。鸡熟了以后将烧干如陶土一般的外壳敲碎，不仅将鸡毛全都带了下来，而且鸡肉也变得颇为鲜嫩可口。叫花鸡凝缩着穷苦百姓对于生活的智慧。

如今的叫花鸡已是一道名菜，尤其是敲碎土壳的过程十分有趣，集美味与故事性于一体。当然，叫花鸡的做法已经进行了诸多改良，鸡肉要提前腌制，还会用荷叶包裹，让肉染上植物的清香。

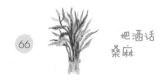

糍粑

逢年过节的时候，乡野间的居民会聚在一起打年糕和糍粑。三两个人围绕在石臼的周围，用一把沉重的木槌捶打着臼中的食材，这样的动作称为"舂"。为了节省力气，需要分工明确，一个人捶打，另一个人就翻动食材，方便舂这个动作完成得更彻底。糍粑主要原料是糯米，蒸熟的糯米饭热烘烘的，通过捶打，会变成光滑细腻的团子。

舂好的糍粑本身就是熟的，可直接享用，不加调料的糍粑柔软粘牙，带着糯米的清香。追求美味的人们还要对糍粑作进一步的加工。常见的吃法里，把糍粑分成小块，在放了砂糖的黄豆粉或芝麻粉里滚一滚。利用糯米的黏性，糍粑身上沾着满满的香甜粉末，成为一道可口的点心。或是将糍粑放入油锅炸得香脆起酥，浇淋红糖糖浆，再或者包裹馅料蒸制，就看人们怎么加以利用。

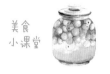

豆腐脑

在豆浆中放入盐卤或石膏，豆浆会被点化，逐渐凝固成为豆腐。刚点化的豆腐虽已凝结，但柔嫩易碎，介于液态和固态之间，口感像鸡蛋羹一样滑嫩。这可饮又可吃的豆腐，就是豆腐脑。豆腐脑香浓有营养，又好消化，因此各地的人们常常将豆腐脑加入不同的佐料作为早餐。

豆腐脑自来有甜咸之争，人们常说南甜北咸，实际上并非如此。北方人大多喜欢喝咸豆腐脑，加入浓稠的咸味卤，或是酱油、辣椒油，撒一把肉末儿。部分南方地区，譬如江浙沪，也喜欢加葱花、虾米、榨菜、酱油等咸调料。而在湖北、福建、台湾等地方，则流行将豆腐脑和红糖、白糖结合。在闽南的夜市上，卖豆腐脑的小摊上摆放着数十种甜味配料、各色水果等。

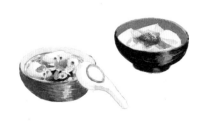

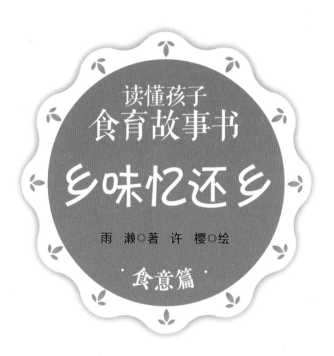

读懂孩子
食育故事书

乡味忆还乡

雨 濑◎著 许 樱◎绘

·食意篇·

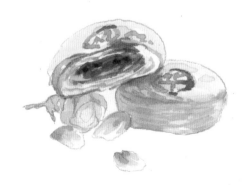

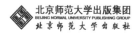

北京师范大学出版集团
BEIJING NORMAL UNIVERSITY PUBLISHING GROUP
北京师范大学出版社

❧ 前 言 ❧

随着社会物质水平不断提高，大部分人吃饱已经不再是难事。我们逐渐看到人们在饮食上的更高追求：食材更昂贵，外形更精致，背后的故事与文化更有讲究……看到这些，我不禁有些恍惚，仿佛物资匮乏的年代已是久远的历史。可是与此同时，我却发现，人们从食物上获得的快乐似乎变少了。

一个朋友抱怨生活无趣又忙碌，我建议她可以亲手烹调一些小菜，来为自己制造一点儿有趣的惊喜。她拒绝了，说吃外卖就好，反正都是差不多的味道。我又想到，母亲曾欣喜地与我说，在她十二岁那年，吃到了人生第一支冰棍儿，虽

然只是一支没有奶油的老冰棍儿，却也让几十年后的她记忆犹新。我越发困惑，执着地思考着，食物与人心的联系，究竟是什么。

我是个爱好美食的人，这些年走过不少路，尝过很多食物。我希望用自己对食物的浅薄见解与思索，让孩子们增添一份对生活的踏实感，从食物中学到更多的人生哲学，同时，我也希望能够激发孩子们勇于探索新事物的勇气。这便是我创作"读懂孩子·食育故事书"最朴实无华的初心。

本系列故事分为三部，第一部为"食材篇"，介绍了生活中常见的几类食物。城市的繁荣，虽然让孩子们变得衣食无忧，但是也遮挡了他们在大自然中发现美的视线。高楼大厦覆盖了孕育人类的泥土，可人必须要吃饭这件事却无法改变。吃饭这一件小小的事情，成了孩子和自然最重要的联系。他们吃着软糯的米饭、喷香的肉、脆嫩的蔬菜时，是否会去思索，盘中餐是从何而来，又经历了什么。"食材篇"通过讲述主人公与不同

食材之间的故事，希望能唤醒孩子们的"生活感"，让一日三餐给予孩子们心灵的安宁与温暖。

　　曾经，在医院的病房里，我见过一个小男孩。他吃着护士送来的药，苦得眼睛都眯了起来。我递给他一颗糖，他含在嘴里，笑得眼睛又眯了起来，开心地说："好甜！"当看他吃糖的时候，我落下了眼泪。小男孩问我为什么哭，我说："糖好酸，酸得我眼泪都掉下来了！"对于这个小男孩来说，味道本身是纯粹的，苦就是苦，甜就是甜。他肯定不能理解，为什么明明是甜味的糖，我吃着却觉得心里好"酸"。因为那时候的我经历了许多难过的事，看见他的笑脸，我觉得做一个孩子真是太好了。成了大人，很多时候，酸、甜、苦、辣都不再是本来的味道了。从那时起，我就很想为孩子们写一些关于味道的东西。一直以来，中国的文化就很喜欢用食物之味去比拟人生之味。看看这些词：心酸、甜蜜、苦涩……似在说味，又不在说味。在我不算漫长的人生里，我吃过五

湖四海各种各样的美食，其中不乏稀奇古怪、难得一见的食物。要我说，即便是成千上万种食材，烹饪后的味道大致也不过是我们熟悉的那几种：酸、甜、苦、辣、咸、鲜……于是，便有了第二部——"味道篇"。在这一部里，我着重讲述了六种味道大概来自哪些食物与调味品，又用大量的比喻和不同维度的描写，结合小主人公自己的人生经历，帮助孩子们理解味道背后的故事。对于这样抽象又复杂的话题，孩子们可能理解起来有些难。但小学中高年级这样的阶段，做这样的启发是十分恰当的时机。人生的滋味和饮食的滋味，究竟能让我们学会什么？通过对味道的阐述，希望孩子们能够了解"人生百味"，开启对于人生的思考。

在三部中，最后一部"食意篇"是我最喜欢的。在这里，我想给孩子们展现食物的诗意与美丽。很多孩子会质疑：食物有什么美的呢？表面上，美食固然和我们的口腹之欲相关，不像绘画、

弹琴那样高雅。但在我看来，美食的美比艺术的美更多了一份人情味。在"食意篇"里，细心的读者会发现，每一个故事的标题都选用了古诗词里和食物有关的句子，譬如"努力加餐饭""把酒话桑麻"。故事突出烘托食物与时令的关系，也写了更多引人思考、富有哲理的内容。像《努力加餐饭》里，我谈到了小主人公亲人去世这个话题。可能很多孩子对于这个话题十分模糊，也有些恐惧。我能做到的，就是用"好好吃饭"这个概念鼓励孩子们体会生命本身的意义，尽早地树立正确对待生命的观念。有人曾提出，"食意篇"中的几个故事是否稍显悲观，不够阳光，我思考以后，还是决定将核心保留。教育的一个目标，是让我们的孩子更好地适应社会。所以，让孩子提前建立一些对真实世界的认知其实是必要的，如书中介绍了一些价格高昂的食材，我认为，看过书的孩子反而可以满足自己的一些对奢侈生活的好奇心。真心希望孩子们能对世界上的食物有一个正

确的认知，不因食物的贵贱而随意评判食物和吃食物的人。食之意，在于对人间百态的通达理解。透过饮食，孩子们能看到更大的世界，加深对美的认识，加深对生活的热情。

　　读完这套书，如果小读者能说一句"我会好好吃饭"，能更认真地对待一餐一饭，就是对作者我莫大的肯定了。

2022 年 4 月 29 日

目　录

神秘的老爷爷

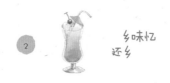

连续好几天的傍晚，塔塔都能在小区门口看到一个奇怪的老先生。

老先生叼着一个烟斗，穿着发旧的磨毛呢子外套，在从菜场到小区门口的岔路上转了又转，有时还会拦下路过的行人问几句什么。塔塔上了楼，仍然不由自主地从窗口望下去，看看这个爷爷究竟要做些什么。显然，老先生始终没有得到满意的回答，天色昏暗下来后便拖着长长的身影离去了。

塔塔觉得那身影有说不出的失落。

这天，妈妈下班比较早，恰巧和放学回家的塔塔在小区门口碰上了。母子俩站在路边商量晚饭吃什么，要不要一道去菜场买些食材。

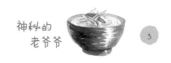
　　在小区楼下徘徊的老先生按时出现了，从远处的街角一闪，出现在了他们的视线范围内。看见他们，上前搭话："不好意思……请问……"

　　老先生谈吐不凡，三两句话就说清了来意。许多年前，大约在连塔塔住的小区都还没建起来的时候，这里曾是一片老式居民区。当时尚未修整的道路坑坑洼洼，走起来很费劲。路的尽头有一家人会在晚餐时分摆摊，卖些简单的炒菜、面条。他想找到那个路边摊。

　　妈妈歪着头回想了一下，想起来确实是有那么一家店。不过老板和老板娘年事已高，他们也没有小孩，后来就不知去向了。

　　"您说的那个店，我知道。不过十几年前就不开了。"妈妈抱歉地说。

　　老先生露出可惜的神色："这样啊……"

　　看到老先生失望的样子，妈妈有些不忍，试探着说："我们小区后面有一家林家菜馆，老板是

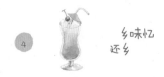

本地人，做的菜也十分地道呢。"

"那就麻烦您带路了。"

三个人一边往餐馆走，一边闲聊起来。老先生的确曾在这里生活过，走到一处周围社区公用的篮球场，立马认出这里是当年早点摊位聚集的地方。他尤其提到卖鲜肉包的那家，皮薄馅大，面皮暄软。

妈妈在这个街区也生活了几十年，老先生说的包子她吃过。老板的手艺其实并不怎样，只不过用的都是新鲜猪肉。

"现在也没有那种味道了。"老先生说。

"是啊。"妈妈附和道。

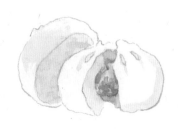

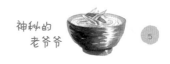

　　说完这句，两个人就沉默了。一路无言地走
到林家菜馆门口，妈妈和塔塔准备和老先生告辞，
却听他叫了一声。

　　"呀！"老爷爷翻了翻口袋，"手机和钱包都
忘记带了，唉，真是老糊涂。"而他一只脚已经迈
过了餐馆的门槛，另一只脚尴尬地停留在外面，
似乎在犹豫该走还是留。

　　"这……不如我请您吃吧。"妈妈看着老先生，
彬彬有礼地说。

　　老爷爷没推辞，大大方方落座，点了一碗爆
鳝面。

　　既然已经踏进林家菜馆，妈妈索性点了些热
菜打包回家，这样就省去了做饭的辛苦。等待菜
肴制作好的时间有点儿长，塔塔乖乖坐在老爷爷
的对面，一言不发。

　　爆鳝面是本地面食里常见的品种。林家菜馆
实惠，用的是菜场当天活杀的鳝鱼。鳝丝裹着晶

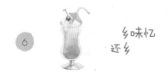

莹的酱汁，酱汁像蜂蜜一样流淌在平平无奇的白面条上。粗粗看上去，这碗面不过如此，可只要尝一口就知道，滑溜溜的鳝丝被提前炸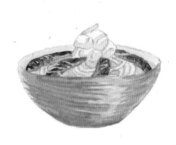得香酥，浓稠的酱汁在口中形成双重的口感刺激。

老爷爷将眼镜取下，用筷子把面条翻动开，大口大口地吸溜起来，连鳝鱼骨熬成的清澈鲜美的汤汁也喝得一滴不剩。

盯着别人吃东西是不礼貌的，可塔塔还是被老爷爷那一脸陶醉的样子吸引了。明明林叔的爆鳝面他也经常吃，虽然好吃，但也没有老先生表现的那么夸张。塔塔怀疑林叔是不是特别在这一碗面里加了什么灵丹妙药。

"呼……"老先生满足地把空面碗搁在桌上。

"小朋友，你喜欢吃爆鳝面吗？"

老先生讲起早先的那个路边摊，爆鳝面也是

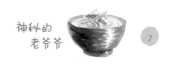
一绝。林叔的面不差，可总比记忆里的面差上那么一点儿。不过，他想这个味道想了好几十年了，今日总算得以解馋了。

吃完面，老先生擦擦嘴，礼貌地道别："这是我的名片，多谢款待。"一闪身，人就不见了，桌上整整齐齐地摆着一沓面钱，还有一张名片。

塔塔蒙了，老先生不是说没带钱吗？

那边，妈妈提着打包好的饭菜过来了。她一脸疑惑地看向塔塔："老爷爷不是没带钱吗？"

塔塔摇摇头，他也犯迷糊呢。

拿起那张名片，上边什么头衔和公司都没有写，只有龙飞凤舞的"夏卫国"三个大字，紧接着是一串数字，看起来是个电话号码。塔塔翻到名片的背面，上面手写着一个问题，字体苍劲有力。

"世界上最美味的东西是什么？如果你答对了，我可以答应你任意一个要求。"

塔塔和妈妈带着一肚子疑问，这个老爷爷，

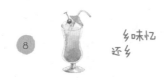

究竟是什么来头？浑然没听到身后的餐馆老板林叔小声嘀咕："这个老先生怎么看着有些眼熟啊……"

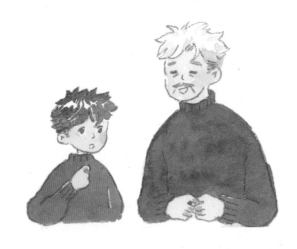

家乡的味道

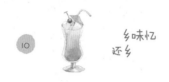

　　很快，塔塔和妈妈就知道老爷爷是什么人了。因为第二天一早，他们就在晨间新闻上看到了那个老先生。

　　夏老先生换了一身贴身的西装，站在一个人潮涌动的会场主席台中央，宣布他即日起辞去所有职务，并会在自己百年后将遗产全部捐献给国家。底下的新闻标题写着"纺织集团总裁夏卫国宣布引退"。

　　塔塔对着电视咽了口唾沫，没想到，那个老先生竟然是……这么厉害的人物。妈妈也吃惊不已，夏老先生创立了她最喜欢的服装品牌。塔塔和妈妈的目光同时落在了随手放在桌子上的名片上。也许在很多人眼中,这张名片背后的意义重大。

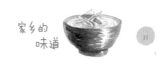

不过，它对于塔塔一家来说，也只是一张沾染了
鳝丝酱汁的普通名片而已。

　　记者还在追问夏老先生："请问您之后有什么
打算呢？"

　　"我想回到故乡，找寻一些儿时的记忆。"

　　妈妈恍然大悟。

　　夏老先生神秘的举动似乎有了解释。妈妈认
为，他应该是来找寻家乡味道的。塔塔常听外公
讲历史上的名人落叶归根的故事。

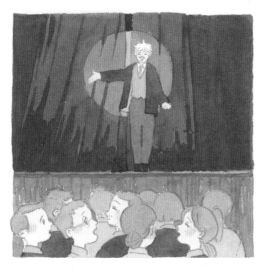

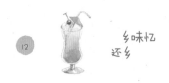

妈妈"咦"了一声，她记得看过的报道里，这位夏老先生并不是本地人啊。

不过塔塔没听到，他口中喃喃自语："故乡……"

第一次学到这个词语是在二年级的语文课上。顾名思义，"故"是曾经的意思。所谓故乡是指以前生活过的家。现在正陪伴身边的，叫作家乡。

塔塔是本地土生土长的小孩，可是他的不少同学的爸爸妈妈，都是从天南海北的其他省份迁过来的，或是在此念书，或是来此工作，最后选择定居于这里。

小胖一家就是。他的父母出生在东北。塔塔没去过，但他经常吃小胖带回来的特产。带着蒜

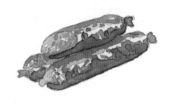

香味、结实粗壮的红肠，和一般的火腿肠不同，浑身透露着自己货真价实、童叟无欺的优良品质。红肠

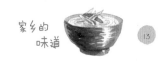

的最佳搭档是一种叫大列巴的
面包，个头比塔塔的脸还大，
质地扎实坚硬，吃下去会有强
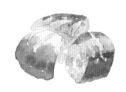
烈的饱腹感。塔塔之前不知道，
直接上嘴去咬，差点儿崩掉牙齿。所以，他对东
北食物的第一印象就是凶悍。

　　小胖妈妈做的锅包肉就不一样了。选取最嫩
的里脊，用淀粉裹上一层，放到热油里炸一下。
里脊片像裹着一层香酥的黄金盔甲，淋上糖与醋
熬的酸甜可口的酱汁便做好了。锅包肉分明是一
道老少皆宜的风味佳肴，半点儿凶悍也无。

　　迥异甚至可以说是矛盾的
饮食风格令塔塔颇有些疑惑。
从一个地方的饮食特色也可以
窥出当地人的脾性，东北菜分
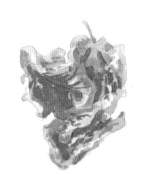
量十足、粗犷实惠，对应的正
是豪爽不羁又热情善良的民风，

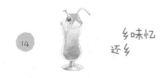

塔塔大概也能了解小胖那大大咧咧的性格是哪里来的了。

　　小胖谈起故乡来，能说一天一夜不带重样的。从漫山遍野的大雪里掩藏的山珍菌菇一直说到肥沃的黑土地里种出的谷香扑鼻的大米，再说到夏天松花江边凉爽的晚风里最适合吃一碗小摊上卖的烤冷面，还有冬天的雾凇和冻梨。

　　另一个好朋友林起有一副上挑的单眼皮。听说，他爸爸是从内蒙古考上了这边的大学。虽然林起从没踏上过内蒙古的地界，但家里人把饮食习惯带到了这里。

　　塔塔第一次喝到咸味的奶茶，就是在林起的家里。林爸爸敲下黑色茶砖的一角，煮出澄澈的棕色茶水，滤去茶叶，再加入鲜牛奶。盛奶茶的碗里放些盐巴、酥油，微微泛着红色的奶茶滚烫地冲进来，热热地喝下去，即便身处寒冷的地区也可以驱散严寒。

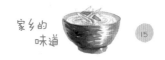
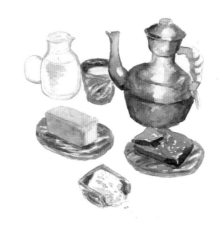

塔塔以前哪里知道，奶茶也可以像这般染上草原的苍茫气息。

塔塔执拗地认为，他是没有故乡的，只有朝夕相对的家乡。日常饮食，想吃什么便可以很容易吃到，哪会思念一样食物许多年呢？

夏老先生，甚至小胖、林起，都有在心中珍藏的关于故乡的回忆与味道。那，他的乡味又是什么呢？

自古达人轻富贵，
例缘乡味忆还乡

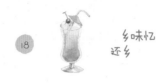

夏老先生，一个成功的企业家；塔塔，一名普通的小学生。要说身份和生活圈，两个人毫无关系。可是，塔塔这几天做得最多的事情，却是在念叨夏老先生。

名片背后的问题一直萦绕在塔塔心中，困扰了他许久。世界上最美味的食物到底是什么？

塔塔的脑海里飘过许多熟悉的菜肴名，全都是他平时爱吃的。油爆虾、椒盐排骨、红烧鲫鱼、蒜泥白肉……林林总总的各式菜肴，固然可口，可是要谈一个"最"美味，塔塔又觉得它们分量不够了。

又或许，是身价昂贵、获取困难的高级美食？

塔塔还记得自己吃过一盅佛跳墙，稀奇珍贵

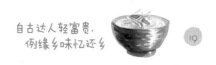

的鲍鱼、火腿、干贝、花胶还有十多种叫不出名字的食材，按照完美的配比搭配在砂锅里，美妙缓慢地交融。汤水的滋味复杂醇厚，鲜美到令人欲罢不能。偶然还有几次，爸爸带他去西餐厅吃牛排。那牛肉不需要煎到熟透，里面还泛着红色的血丝。质地细腻的肉富含脂肪，均匀地分布在牛排的各处。咬一口，里面的脂肪徐徐在口腔里融解开，释放着鲜味。

可是，塔塔问自己，真的没吃过比那些更美味的东西吗？答案是否定的。

想得抓狂，塔塔倒真想打通那个电话去问一问夏老先生，他老人家心目中最美味的食物是什么。

塔塔遂采取逐一比较的方法，让脑海里出现的食物们一一对决。这样几轮下来，最后的赢家居然是一道萝卜丝烧油渣。

他有点儿无语。要知道，这并不是他常吃的

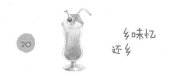

乡味忆
还乡

菜，甚至去餐馆里，他脑海里也不会率先蹦出来这道菜。

他是怎么认识这道菜的呢？

爸爸妈妈分开的第一个冬天，天气冷得不像话。和妈妈打过招呼，爸爸接他来自己的新家住一晚。

爸爸一个人住，家里环境难免脏乱。他又不怎么会做家务，烹饪水平奇差无比。不过，为自己做一两个下酒小菜还是没问题的。

油渣是已经炼出油的肥肉，里面的蛋白和胶质被榨取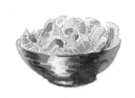出来，早变成一罐雪白的猪油，只剩下一个酥脆滚烫的躯壳。撒点儿细盐，最好是拿来下酒，聊聊家长里短。看着爸爸一口一个香脆的油渣，咂嘴，努力回味口腔中的酒曼妙悠

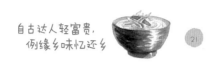
长的滋味，塔塔不自觉地咽了下口水。

物资匮乏的年代，肥肉比瘦肉廉价许多，富含油脂，也是不可多得的好东西。爸爸是在那时候学会了炼油渣，连带学会了做这道工序简单的萝卜丝烧油渣。

塔塔馋起来的样子挺可爱，爸爸起身为他做点儿宵夜。凉掉的油渣也是肉，和白萝卜丝炖煮在一起，剩余的油脂溶进了汤里。不一会儿，浓汤熬成了厚重的乳白色，纤细的萝卜丝在翻滚的气泡里上下沉浮，散发着诱人的香气。拌上电饭锅里剩余的一点儿冷饭，冲鼻的咸鲜味扑面而来，塔塔甚至来不及细细品味，那碗温暖的汤饭就已尽数落入了肚子。

所以，萝卜丝烧油渣是世界上最美味的东西？塔塔的直觉告诉自己这个答案还是不对。

他又想了想，与其说是萝卜丝烧油渣，倒不如说是所有的菜汤拌饭。塔塔不爱浪费，一碟菜

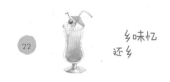

吃到最后只剩一点儿，都舍不得丢掉。用勺子扒拉一下，盖到米饭上，又产生了新的滋味。

塔塔喜欢用菜底剩余的那一点儿拌饭，不是他节俭，而是他觉得那样一倒，生活都变得格外真实一些。

妈妈曾经说，这样吃不利于消化。塔塔听话，就克制自己。外公观察到塔塔有这个习惯，每当一碗菜快吃尽了，就怜爱地将剩余部分连同汤底拨入塔塔的碗中。塔塔有时会觉得自己的习惯不文雅，外公反而宽慰他说，一道菜最美味的部分，就是最后剩下的那一点儿，塔塔很懂吃。

外公和妈妈不同的做法，心意却一样沉甸甸。

他骨子里觉得最美味的，从来都不是一道具体的菜肴，自然也不是那一点儿少得可怜的汤底，而是与这道食物相关的故事，令他感觉到被爱、被重视。

对食物的偏好，不是天生就具备的，而是从

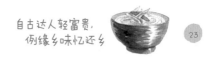

小养成的。吃得久了、习惯了，自然就形成了独特的个人口味。"自古达人轻富贵，例缘乡味忆还乡。"世界上最美味的那道菜不一定是最昂贵的，却一定是吃了就可以让人放下所有戒备的，好像回到家里一般自在。

乡味，是家里的味道，代表安全与熟悉，代表背后有人可以倚靠。那种根植于身体的惯性，与见惯了大千世界后发展起来的爱好无关。

故乡的美食在记忆中特别深刻，也是这个原因。

故乡，是一个过去式的词语。不必去羡慕他人有可供回忆的故乡，也许他们也正羡慕塔塔有从没离开过家乡的这份幸运。

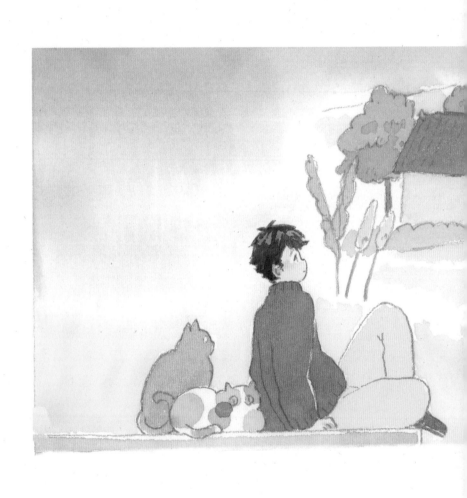

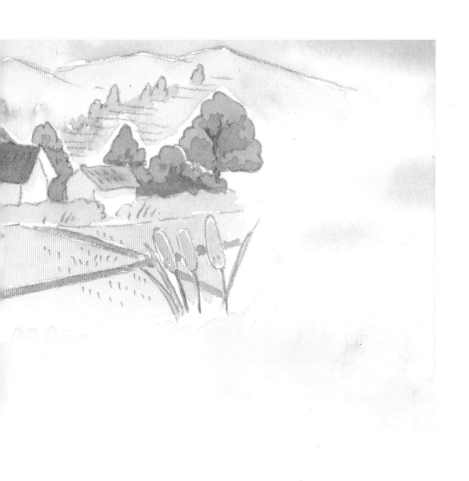

夏老先生的三碗面，
叶老师的秘密

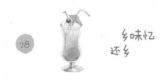

塔塔打开一个搜索网站，输入了夏老先生的名字。鼠标轻轻一点儿，无数关于他的访谈、新闻便显示在小小的计算机屏幕上。浏览了几页，塔塔点进一个视频，是关于夏老先生人生的专访。

这期节目录制的时候，应当年份还早。夏老先生没有现在那么多的皱纹和白发，意气风发地讲自己人生的三个阶段。他用三碗面来概括。

第一碗，是他闯荡到西北时吃到的牛肉面。当时，夏老先生还是个年轻人，带着自己积攒了许久的积蓄。年少轻狂，雄心万丈，夏老先生发誓要在此地干出一番事业。在那里，他吃到

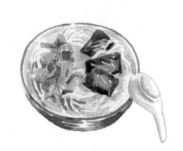

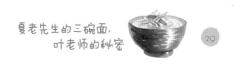
了有特色的牛肉面。拉面师傅在案板前晃着一个面团，都来不及看清手中动作，那面团就变成了数根粗细均匀的面条。年轻的夏老先生惊叹于世界上竟然会有如此筋道弹牙的面条，牛骨熬的清汤看似清淡无味，实际鲜香无比。在西北的许多个工作劳碌、寒冷彻骨的夜里，夏老先生借一碗牛肉面为自己拢住一点儿暖意。

　　第二碗，是他生意失败，逃到塔塔这个城市后吃到的爆鳝面。由于一次判断失误，他在西北的事业遭受了重创。崩溃的夏老先生躲到这座灵秀的江南城市，窝在一栋老式的居民楼里，相当颓废，每天的生活费就一点点。幸而早些年，黄鳝比猪肉便宜许多，于是他几乎天天都在楼下的摊子上吃爆鳝面。依靠这碗面，夏老先生从挫折里爬了起来，再度燃起了奋斗的勇气。

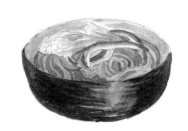

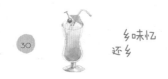

第三碗，是他儿时在街边常吃的葱油拌面。年过半百，夏老先生终于实现了远大的理想。从那时起，他便一心在寻找机会退休，回到自己的故乡。葱油拌面是他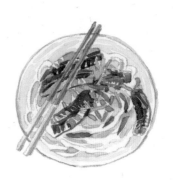从小就吃惯了的味道，也弥补了他人生的缺憾，年轻时背井离乡，远离父母，不能尽孝。

主持人看着手里的资料，笑着说："夏先生似乎很钟情于吃这件事，想必也吃过许多稀奇古怪的美食。"

"我吃过，但我最爱的还是故乡的味道。"夏老先生坚定地回答。

塔塔若有所思。

无意间结交到夏老先生，平静的校园生活却没有因此泛起一丝涟漪。为了丰富同学们课余的文化生活，学校展开了一项有趣的活动，各班自

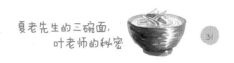

行举行趣味班会，任意形式、任意主题都可以。只不过，从策划到执行，一切都得由同学们自己操办。班会期间，还将邀请家长们来参观投票，评选出最受欢迎的主题班会。

负责这件事的班长林起头发都快抓秃了，坐在椅子上期待哪位同学能出谋划策，解救一下他。

塔塔心有所思，脱口而出："不如，就做一个分享家乡美食的班会吧。"

林起把塔塔这个想法思考了几遍，大呼"妙啊"，不由分说拉上塔塔，一起往叶老师办公室去汇报。

"很棒的主意！"叶老师鼓掌。

不过，具体该怎么做呢？

林起决定先采访一下叶老师，收集些素材。他问："老师，您的故乡在哪里？有什么令您念念不忘的美食？"

叶老师纠结片刻："我没有故乡。"

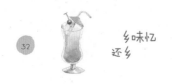

　　林起一下没反应过来，又问："您爸爸妈妈是哪里人？"

　　"我，我不知道……"

　　塔塔和林起同时沉默了，叶老师竟然是……塔塔不可置信地看着温柔可亲的叶老师。

　　这是叶老师从不曾对人说起的秘密，她倒也不是忌讳提起，只是没什么机会和别人分享自己的事情。就像每次有人问她是哪里人时，叶老师其实都有些难以回答。她从有记忆起，就一直在换居住的城市，实在没有对哪个地方产生过家的感觉。

　　此刻，面对着两双真心关切的无瑕眼睛，叶老师有点儿不自在。半晌，她身体放松了下来，故作轻松地说："也不是什么不能说的事情。"

　　她对儿时的记忆早已模糊。她自小便和父母分开了，辗转漂泊了许多地方，直到挑中了现在这座风景秀美的城市，在文新小学做了老师。

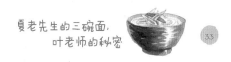
至于叶老师最早的家，她闭眼细细回想，沉淀在灵魂深处的支离破碎的片段再度翻了上来。

她其实有些印象，但时间太久了，有些甚至不知道是自己的想象，还是真实发生过。唯一难以忘怀的，不是画面，而是一种气味。

一种面条的香味。

在叶老师的记忆里，那是一条洒满阳光的街道，似乎是她妈妈陪着她在街头吃一碗拌面。面条里面没有一点儿肉丁或是其他辅料，却有着浓厚的、像肉一样勾人的香气，吃完就感觉浑身有了力量。长久以来的孤单和害怕，在面香的作用下不复存在。有时候，她还会

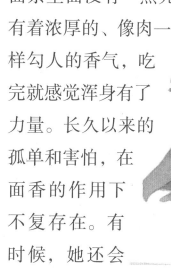

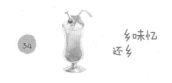

梦到那种气味。

那碗面条的香气太独特，在之后的人生里，她其实也经常问自己，故乡在哪里？也许那碗面在的地方就是故乡吧。

回家的路上，塔塔背负着叶老师的秘密，感觉头都有些沉得抬不起来。他想着叶老师描述的那碗面条。

没有肉，却有浓厚香气的面条？

塔塔感觉到脑海里有什么线索隐隐约约串联在了一起。从在网上搜来的资料看，夏老先生的故乡是上海，而他说的第三碗面，难道……塔塔的心里冒出了一个匪夷所思的想法。

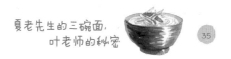

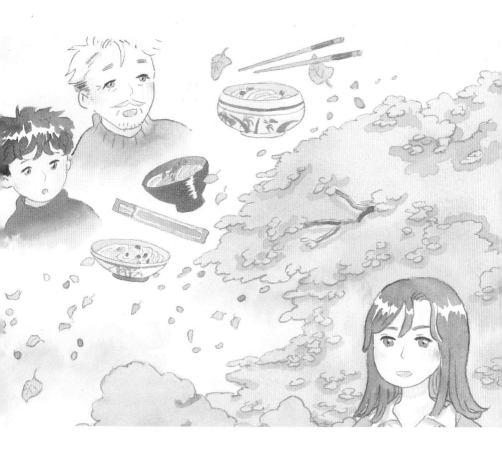

世界上最好吃的
东西是什么

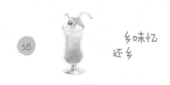

乡味忆
还乡

　　安静的家中，塔塔面前摊着一张白纸，他答应了林起，要帮他想班会的点子。可是枯坐了半日，注意力无法集中，想不出什么好点子，只在纸上写了"乡愁""乡味"等几个关键字。

　　离乡，塔塔没有经历过，乡愁，他更不知道是什么滋味。离别，他倒有些经验。爸爸和妈妈分开后，他们就不再生活在一起；同桌小美离开学校去北京读书。可那似乎和乡愁不沾边。

　　塔塔的目光又转到了一旁放着的那张小小的名片上。

　　夏老先生的经历让他明白，人一辈子，也许不只有一个故乡。途经过某地，得到过一点儿小小的家庭一样的温暖和关心，即可视之为故乡。

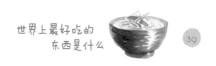

那更像是一种对家的思念和寄托，身在其中的食物将这些情绪具体化成一个可以触碰的东西。

也许，很多年以后，塔塔也会离开现在的家，去往其他的城市。到那时，他可能再也吃不到外公包的馄饨，妈妈在厨房煲了一下午的浓汤，甚至爸爸把一整锅材料杂烩在一起做出的"黑暗料理"了。

这般漫无目的地想着，塔塔心里忽然滋生出一种很沉重又很轻盈的情绪。沉重和轻盈都是因为一切只不过是他的想象。

塔塔觉得，他有一点点懂乡愁了。

当失去了庇护的时候，人们一定会怀念无忧无虑地在别人的保护下的时光。曾经吃过的东西，走过的路，都变得难以忘怀。

那叶老师呢？她说她没有父母、没有故乡，她会想家吗？说起那碗面的时候，虽难掩眉间淡淡的忧伤，但神色又是那么温柔。自己能为她做

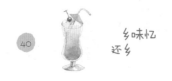

点儿什么吗?

他挥去脑子里的想法,提笔在白纸上奋力写起了什么。最好吃的东西,一千个人心中会有一千个答案。

想了很久,塔塔鼓起勇气拨通了名片上那一串数字,电话很快就接通了。

塔塔脆生生地"喂"了一声。

电话那边沉默片刻,问:"小朋友,你需要帮助吗?"塔塔立刻表示他对自己的生活很满意,他没有什么愿望要达成,也不想打扰别人,只不过想问问名片上的那个问题。

"你找到答案了吗?"夏老先生问。

"没有。"

夏老先生似乎并不意外,没有出声打断,而是在听筒那一头静静等待他继续说。塔塔诚实地将最近自己思考问题的过程原原本本地说了一遍。一口气说完,对于少言寡语的塔塔来说难度不小,

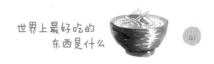

可当他真正吐出最后一个字时，他忽然间觉得，那个答案好像也不是很重要。也许世界上根本不存在一个"最"好吃的东西。

电话的最后，塔塔说出了他这通电话的来意。

"我有个想法，不知道您是否能帮忙？"塔塔不好意思地问。

"你说。"

"我想听您详细地说一说您的那三碗面。"

夏老先生没想到是这样的一个问题，爽快地说了起来。这一通电话足足打了一小时，也不知道聊了什么，只知道，挂断电话前，塔塔似乎和那边的夏老先生作了什么约定。

"一言为定！"塔塔说。

"一言为定！"夏老先生说。

乡味，就是家的味道

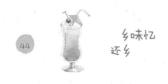

很快到了周五下午的班会时间，楼道里前来参观的家长和老师络绎不绝。

虽然班会是由班长林起组织的，但是，最初的想法来自塔塔。所以，林起执意要让塔塔一起来主持。

"欢……欢迎各位同学和家长来参加我们的'寻找乡味'主题班会。"

塔塔有点儿不习惯受人注目，磕磕巴巴地说完开场词，忙不迭地躲到了教室的一个角落。叶老师看着塔塔的侧影，微微一笑。塔塔已经变得不那么内向，也学会勇敢表达了。

按照班会安排的顺序，同学们每人携带一样自己家乡的食物或有关材料上台介绍。

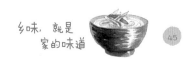

跟美食相关的事情怎么少得了小胖？他第一个冲到台上，手里还提着一本杂志。

"今天我给大家介绍一道东北美食，乱炖！不过带过来太麻烦，就给大家看看图片吧。"小胖尴尬地笑了几声，手忙脚乱地将杂志上乱炖的照片投影到墙上。

全班一阵哄笑。

接着上台的是李喆。他爸爸出生在海南岛，李喆从小也在海边长大。所以，谈到对故乡的感情，他印象最深的就是对海洋的依恋之情。

海南岛，四面的海水透着纯净的湛蓝色，像是蓝宝石化成了水。那里是热带季风气候，全年温暖，适宜椰子生长。因此，与椰子有关的美食层出不穷，椰子粉、椰子糕、椰子糖……李喆拿

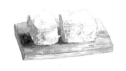
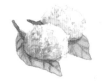
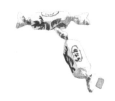

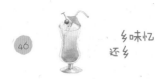

出一大包椰子糖分发给全班的同学。塔塔撕开包装纸，把糖含在嘴里。雪白莹润的糖粒散发着淡淡的牛奶香气，吃起来甜而不腻，有着清新独特的椰子香。

李喆平时是班里最调皮的男孩子，此时在台上站得笔直作着报告，生怕有一点儿表现得不好，会让同学连带着对他的故乡产生偏见。

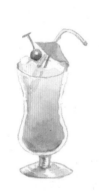

下一个是颜雪盈，她的家乡是云南。那里气候温润，四季如春，人们爱好食用鲜花，用鲜花制作出口味清淡、外观绚丽漂亮的菜肴和饮品。

颜雪盈带来了鲜花饼，圆圆小小的，一个一个用酥皮包裹起来，馅料是用玫瑰花调和上油、白糖熬出来的，口感类似豆沙。小胖直呼好浪漫，代表爱

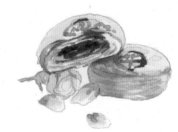

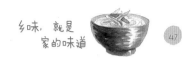
情的花朵居然还可以吃。

本地的同学也不甘示弱，铆足了劲介绍起了家乡的美食。

"我来这里十年，竟然不知道还有这样的东西。"围观的家长们交头接耳，边赞叹边不住点头。

同学们挨个展示完了，林起走上台，大声宣布："最后，我们要请出一位神秘的嘉宾！"

一个略微佝偻的身影从教室的后门走了进来。还是那件旧旧的磨毛呢子外套，只是因为在学校，他没有叼烟斗，正是夏老先生。

底下有几个家里也做生意的家长纷纷议论了起来："那不是鼎鼎有名的商人夏先生吗？怎么会来这里……"

夏老先生无视家长们的窃窃私语，捧着一个扣着盖子的深口盘，径直来到了叶老师的身前。

"我的家乡是上海，我要介绍一道家乡美食——葱油拌面。"

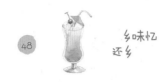

　　盖子揭开的一刹那，一股被热油炸后散发得淋漓尽致的葱香扑面而来。叶老师的脑海里仿佛闪过一道犀利的雷电，她半张着嘴："啊……"

　　盘子里装着葱油拌面，圆润又细长的面条染着好看的棕黄色，很寡淡，除了几段青葱和发黑的熟葱外别无他物，在盘子里团成一个朴素的面团。单看外表，并不像很好吃的样子。

　　叶老师不自觉地将头深深埋下去，葱油拌面的香味是如此熟悉，熟悉到她一闻就知道，这正是她记忆深处魂牵梦绕的香味。

　　一时间，被掩埋在脑海深处的回忆纷至沓来。当时的场景像一幅立体的拼图，一点点补全了。那碗葱油拌面，是她的母亲做的。

　　母亲的面貌仍然是模糊的，只记得她围着一块洗白了的围裙在油锅里炸葱，小火在锅子底下慢慢烧，葱香就一点儿一点儿蔓延开来，比肉的味道还要使人垂涎欲滴。炸好的葱油浇淋在煮好

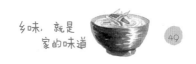
的面条上，配上秘制的酱汁，就是那个味道，她绝不会记错。

原来，她的故乡，是存在的。她和夏老先生来自同一个地方。同一盘拌面，在她的故事里，也在别人的故事里。

叶老师觉得眼睛忽然进了沙子，不然她为什么会流下泪水呢？

透过迷蒙的泪眼，夏老先生的人影看不清了，可是孩子们一缕缕关切的眼神却变得分外清晰。叶老师莫名觉得很幸福。许多年后，这座并非她出生的城市也终将成为她的家乡，而面前的孩子们，也许有一天各奔天涯，把这里称作故乡。

知道自己是有家的，真好。

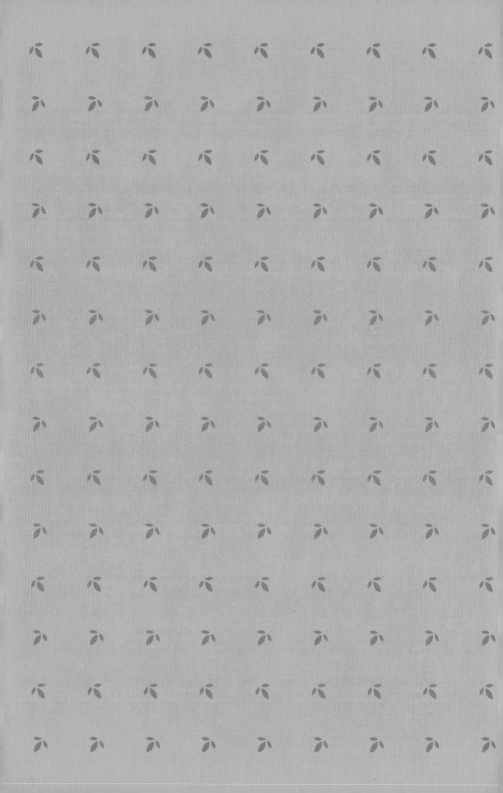

美食小课堂

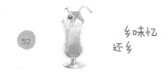

爆鳝面

江南地区水产丰富，对于泥鳅、鳝鱼等滑溜溜的食材也自有一套料理方法。黄鳝的肉分布在骨边，手艺纯熟的厨师可以几刀就将骨头剔下来，只留下肥美的鳝片。由于运动充足，鳝鱼的肉口感爽脆，加咸肉、老酒清蒸就很鲜美了，做成甜咸适口的鳝糊也不错。

杭州人喜欢吃爆鳝面。预先把鳝片炸成香脆微卷的状态，然后入锅再度煸炒，用酱油、老酒、糖等佐料调制成浇头。面要用现做的细面，另煮一锅防止汤汁味道杂乱。面汤里加入鳝鱼的原汤，原汁原味。如果再加上一点儿预算，就可以吃到爆鳝面的完整版——虾爆鳝面。有了白嫩的虾仁加入，衬托焦黄酥脆的鳝片，卖相一下就有了。

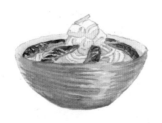

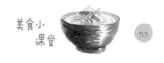
大 列 巴

　　东北在地理上接近俄罗斯，饮食上也有相近之处。去过哈尔滨旅游的人，经常会见到一种叫大列巴的特产。"列巴"在俄语里就是面包的意思。和一般精巧的面包不同，大列巴的体量庞大扎实，一个足有两三千克重。起初，大列巴是作为口粮出现的，所以它质地厚实，并不蓬松柔软，水分比较少，所以耐储存。

　　吃大列巴要讲究一些技巧，将它切或者撕成小块，搭配上肉感丰富的俄式香肠，涂抹奶油、果酱，或是泡在汤里。倘若想硬嚼，那便是检验牙齿是否健康的好时机了。

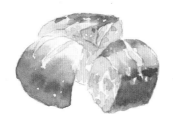

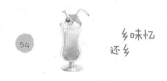

锅包肉

印象中，东北人喜爱各式各样的炖菜，像小鸡炖蘑菇、酸菜炖白肉等。其实，东北菜也有不少炒菜的菜式。谈及个中"翘楚"，就不得不提酸甜可口、老少咸宜的锅包肉。锅包肉又名锅爆肉，一个"爆"字足以见得烹饪过程中大火爆炒的激烈。

锅包肉是清代的一位名厨为了宴请外宾特别改良出来的。东北毗邻俄国，俄国的宾客喜爱酸甜的口味。厨师将里脊肉腌制后裹上淀粉炸成金黄酥脆的肉片，再用米醋、白糖制作酱汁，放些葱丝、胡萝卜丝勾成浓稠的芡汁，将两者拌炒在一起。

与一般糖醋口的代表菜糖醋排骨、糖醋里脊不同，锅包肉颜色金黄，酱汁清淡。初看并不知道其中玄机，尝到口中才知道它的浓郁酸甜。

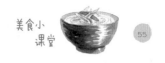

冻 梨

严冬的东北地区，气温足足有零下几十摄氏度。在以前的运输条件下，这时节想要吃一口新鲜水果简直难于登天。严寒虽然使水果匮乏，但却创造了一个得天独厚的条件——打开门窗，屋外便是天然的冰箱。人们灵机一动，想出一个办法：趁着白梨还鲜嫩多汁的时候，将它们制作成冻梨。

白梨冻实之后会变成黑色，反而更耐冻。在东北漫长的冬天，吃冻梨既可以补充维生素，又能作为一道有趣的餐后甜品享受。吃的时候，把冻梨在凉水中浸泡一会儿，在化冻的过程中，冻梨表面会结出一层冰壳。等它化好了，去掉冰壳就能吃了。梨子新鲜时酸甜爽脆，冻梨则绵软多汁，一口下去就是一汪清澈的果汁。

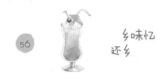

咸 奶 茶

　　蒙古族以肉食为主，加上草原上蔬菜、水果匮乏，比较缺乏人体必需的维生素和氨基酸。贸易往来增多以后，人们发现喝砖茶可以弥补这些微量元素的不足，而且能帮助消化、消解油腻。

　　于是，咸奶茶成为蒙古族在草原上的生活必需品。煮这种奶茶，要先用砖茶煮出茶水，再依次加入奶、酥油、盐巴，配上炒米饮用。它咸鲜醇香的味道与我们用来消遣解馋的甜奶茶大为不同，不会越喝越腻，反而越饮越滋味绵长。

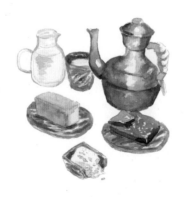

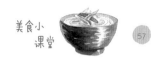

兰州牛肉面

这是一种兰州的特色美食。由于面条使用"拉"的技法现场制作，外地人多以"兰州拉面"称呼。不过，兰州本地人并不这么称呼，只叫它牛肉面。

牛肉面的面条变化多端，根据每个人口味的不同，拉面的师傅可以将面拉成不同的形态，且每种形态都有自己的特殊名称。有人喜欢吃粗犷爽滑的粗面，便将面条制作成两指宽的"大宽"；有人喜欢细面入口即化的口感、无须过多咀嚼的柔滑，那可以来一碗比细铁丝粗不了多少的"毛细"。除此以外，还有许多种面，提供着丰富多元的口感。

一碗达标的牛肉面，应该符合如下的标准：一清，牛骨熬成的汤底需清澈无杂质；二白，面条上需要加上雪白的白萝卜点缀；三绿，碧绿的香菜、蒜苗缺一不可；四红，香味扑鼻的油辣子能增加面条的香气；五黄，富有弹性、能拉成各种形状的面条必须色泽黄亮。

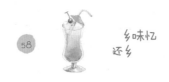

葱油拌面

汤面的重点在于熬煮鲜美的汤头，为简单的面条增味。拌面的灵魂自然是酱汁和爽滑的面条了。作为上海的一道传统小吃，葱油拌面用料简单，却境界高深。不依靠复杂昂贵的配料，仅仅利用随处可见的小葱和常见调味料，在用料越来越讲究的面食里杀出一条血路。

香葱一般是菜肴的点缀，在葱油拌面里，它反客为主。翠绿细长的香葱切长段，在锅中煸炒，直至葱段焦黄，特殊的葱香全部被释放出来，渗入油里。炸好的葱油需要进行调味，生抽咸鲜，老抽上色，白糖将味道提升一个档次。最后拌进面里，撒些虾米、葱花，用上海话说便是"鲜得眉毛落脱"。

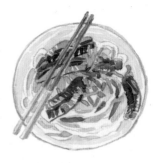

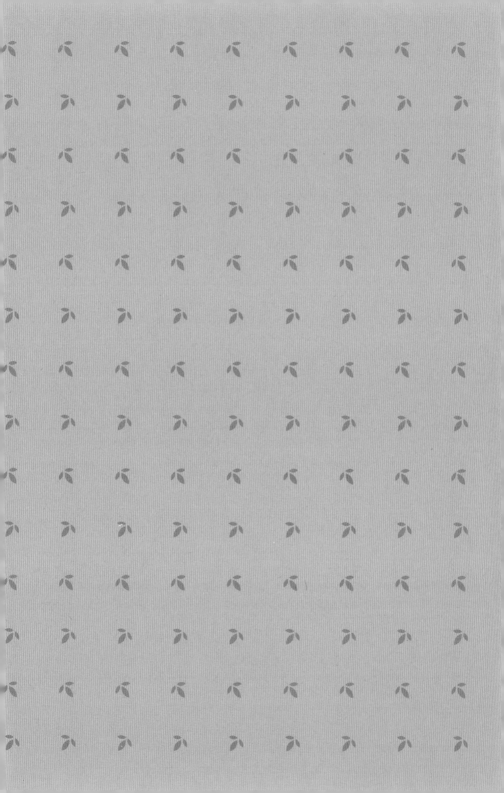

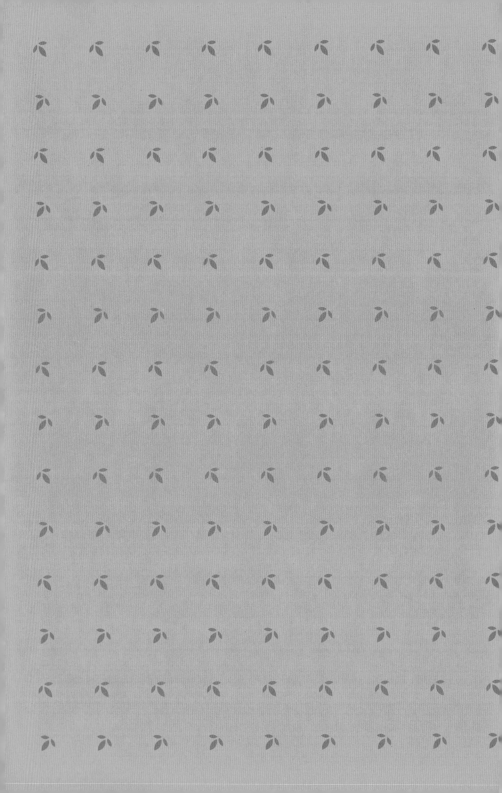

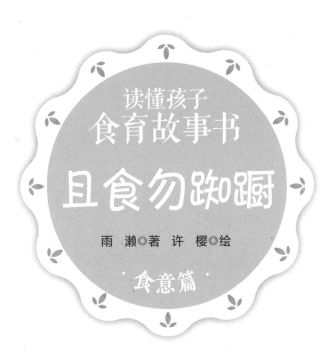

读懂孩子
食育故事书

且食勿踟蹰

雨 濑◎著 许 樱◎绘

·食意篇·

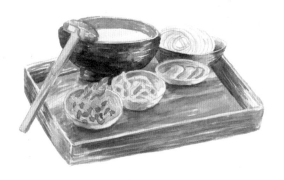

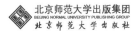

北京师范大学出版集团
BEIJING NORMAL UNIVERSITY PUBLISHING GROUP
北京师范大学出版社

❦ 前 言 ❧

随着社会物质水平不断提高，大部分人吃饱已经不再是难事。我们逐渐看到人们在饮食上的更高追求：食材更昂贵，外形更精致，背后的故事与文化更有讲究……看到这些，我不禁有些恍惚，仿佛物资匮乏的年代已是久远的历史。可是与此同时，我却发现，人们从食物上获得的快乐似乎变少了。

一个朋友抱怨生活无趣又忙碌，我建议她可以亲手烹调一些小菜，来为自己制造一点儿有趣的惊喜。她拒绝了，说吃外卖就好，反正都是差不多的味道。我又想到，母亲曾欣喜地与我说，在她十二岁那年，吃到了人生第一支冰棍儿，虽

然只是一支没有奶油的老冰棍儿，却也让几十年后的她记忆犹新。我越发困惑，执着地思考着，食物与人心的联系，究竟是什么。

我是个爱好美食的人，这些年走过不少路，尝过很多食物。我希望用自己对食物的浅薄见解与思索，让孩子们增添一份对生活的踏实感，从食物中学到更多的人生哲学，同时，我也希望能够激发孩子们勇于探索新事物的勇气。这便是我创作"读懂孩子·食育故事书"最朴实无华的初心。

本系列故事分为三部，第一部为"食材篇"，介绍了生活中常见的几类食物。城市的繁荣，虽然让孩子们变得衣食无忧，但是也遮挡了他们在大自然中发现美的视线。高楼大厦覆盖了孕育人类的泥土，可人必须要吃饭这件事却无法改变。吃饭这一件小小的事情，成了孩子和自然最重要的联系。他们吃着软糯的米饭、喷香的肉、脆嫩的蔬菜时，是否会去思索，盘中餐是从何而来，又经历了什么。"食材篇"通过讲述主人公与不同

食材之间的故事，希望能唤醒孩子们的"生活感"，让一日三餐给予孩子们心灵的安宁与温暖。

　　曾经，在医院的病房里，我见过一个小男孩。他吃着护士送来的药，苦得眼睛都眯了起来。我递给他一颗糖，他含在嘴里，笑得眼睛又眯了起来，开心地说："好甜！"当看他吃糖的时候，我落下了眼泪。小男孩问我为什么哭，我说："糖好酸，酸得我眼泪都掉下来了！"对于这个小男孩来说，味道本身是纯粹的，苦就是苦，甜就是甜。他肯定不能理解，为什么明明是甜味的糖，我吃着却觉得心里好"酸"。因为那时候的我经历了许多难过的事，看见他的笑脸，我觉得做一个孩子真是太好了。成了大人，很多时候，酸、甜、苦、辣都不再是本来的味道了。从那时起，我就很想为孩子们写一些关于味道的东西。一直以来，中国的文化就很喜欢用食物之味去比拟人生之味。看看这些词：心酸、甜蜜、苦涩……似在说味，又不在说味。在我不算漫长的人生里，我吃过五

湖四海各种各样的美食，其中不乏稀奇古怪、难得一见的食物。要我说，即便是成千上万种食材，烹饪后的味道大致也不过是我们熟悉的那几种：酸、甜、苦、辣、咸、鲜……于是，便有了第二部——"味道篇"。在这一部里，我着重讲述了六种味道大概来自哪些食物与调味品，又用大量的比喻和不同维度的描写，结合小主人公自己的人生经历，帮助孩子们理解味道背后的故事。对于这样抽象又复杂的话题，孩子们可能理解起来有些难。但小学中高年级这样的阶段，做这样的启发是十分恰当的时机。人生的滋味和饮食的滋味，究竟能让我们学会什么？通过对味道的阐述，希望孩子们能够了解"人生百味"，开启对于人生的思考。

在三部中，最后一部"食意篇"是我最喜欢的。在这里，我想给孩子们展现食物的诗意与美丽。很多孩子会质疑：食物有什么美的呢？表面上，美食固然和我们的口腹之欲相关，不像绘画、

弹琴那样高雅。但在我看来，美食的美比艺术的美更多了一份人情味。在"食意篇"里，细心的读者会发现，每一个故事的标题都选用了古诗词里和食物有关的句子，譬如"努力加餐饭""把酒话桑麻"。故事突出烘托食物与时令的关系，也写了更多引人思考、富有哲理的内容。像《努力加餐饭》里，我谈到了小主人公亲人去世这个话题。可能很多孩子对于这个话题十分模糊，也有些恐惧。我能做到的，就是用"好好吃饭"这个概念鼓励孩子们体会生命本身的意义，尽早地树立正确对待生命的观念。有人曾提出，"食意篇"中的几个故事是否稍显悲观，不够阳光，我思考以后，还是决定将核心保留。教育的一个目标，是让我们的孩子更好地适应社会。所以，让孩子提前建立一些对真实世界的认知其实是必要的，如书中介绍了一些价格高昂的食材，我认为，看过书的孩子反而可以满足自己的一些对奢侈生活的好奇心。真心希望孩子们能对世界上的食物有一个正

确的认知，不因食物的贵贱而随意评判食物和吃食物的人。食之意，在于对人间百态的通达理解。透过饮食，孩子们能看到更大的世界，加深对美的认识，加深对生活的热情。

　　读完这套书，如果小读者能说一句"我会好好吃饭"，能更认真地对待一餐一饭，就是对作者我莫大的肯定了。

2022 年 4 月 29 日

目　录

过时不候的鸡头米

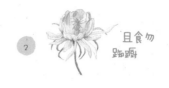

　　刚走出校门，塔塔电话手表响了，那头传来妈妈兴奋到尖锐的叫声："今天早点儿回来，林红阿姨托人送了鸡头米！"

　　塔塔的妈妈平时工作繁忙，特别厌倦打电话闲聊。有什么事情要通知，发个短信，或是三言两语就挂断了。今天着急忙慌地打电话来，居然就为了这样一件事。害他紧张了好一阵，不禁有点儿好笑。

　　不过，妈妈的催促也是一种心意。于是塔塔加快了脚步，急匆匆回到家里，往厨房里一看，妈妈早在那里忙碌开了。

　　鸡头米，塔塔是吃过的。又名芡实，是长在淡水里的睡莲科水生植物芡的种子。芡的叶片状

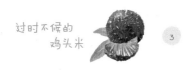
似荷叶，漂浮于水面上，七八月果实逐渐成熟。鸡头米素有苏州"水八仙"之一的美名，起初只在南方温暖湿润的地区生长。

　　鸡头米的果实形状也极有趣，表面凹凸不平，泛着青色、黄色，拨去上面的毛刺脏污，乍一看和石榴有几分相像。果实的一端有两个尖角，远远看去像鸡的喙，因此芡叫作鸡头。劈开果实，里面包裹着数十颗圆溜溜的小球，如袖珍的板栗一般，有坚硬的棕色外壳。继续剥开这一层外壳，才能得到里面薏米似的颗粒。平常人们吃的鸡头米，说的就是这一部分。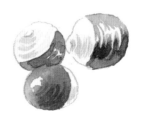

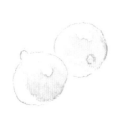　　早些时候，鸡头米还未开始广泛人工种植，价格高昂。原因不外乎处理鸡头米的外壳步骤复杂，要逐一破开清理，极费人工。

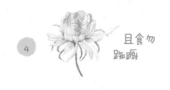

　　到了鸡头米上市的时间，小吃店会雇用几个阿姨，在街头巷尾现场处理。剥掉外壳的鸡头米泡在水里，直接拿去后厨烹饪，也有展示店里的芡实新鲜地道的意思。

　　如今，鸡头米的种植技术相当成熟，机器也可以去壳了。不过，其果实娇嫩，形状又不完全规则，轰鸣的机器一视同仁地破壳，始终不如手工去壳精细。

　　林红阿姨送来的鸡头米，早已经处理好了。嫩白似莲子，一小颗一小颗装在细白的绢布袋子里。塔塔好奇地捞一颗在手里把玩，肥厚软糯，不似菱角、茭白脆生生的，用指甲一掐汁水就出来了，倒更接近糯米、薏米的质地。可见，鸡头米名字里有一个"米"，起得也是很贴切。

　　妈妈正在用鸡头米做一道糖水，这也是常见的烹饪方式。她拿了一口小小的奶锅，下清水和冰糖，水烧开了以后下入适量的鸡头米略煮片刻。

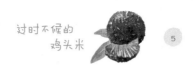

火候过头，鸡头米就会发硬了。

　　白白圆圆、珍珠似的鸡头米沉淀在清澈的糖水的下方。塔塔拿瓷勺舀上一点儿，细细品味。糖水熬过后，质地变得黏稠。晶莹似蜜糖的桂花酱点缀其上，飘散着若有若无的桂香。

　　鸡头米胜在口感特别，弹牙的鸡头米在唇齿间来回跳跃。刹那间，塔塔仿佛泛着单薄的木舟漂荡在江南连绵的河道中。秋天的太阳已渐渐没有那么毒辣，却依然火热，只在迎来送往的风里透着一丝凉意。

　　鸡头米有着心胸宽广、包罗万象的优点，配搭任何食材都很出彩。除了做糖水外，和其他根

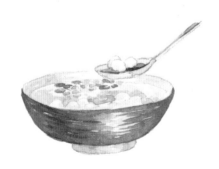

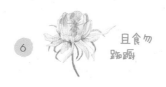

茎肥厚的蔬菜或是一脉同源、也出自淡水的食物
如莲藕、虾仁一起炒着吃，也是很好的。

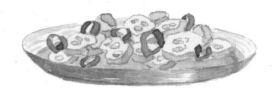

可惜，鸡头米是依赖节令的食物。其他季
节如果想吃，只有冷冻保存下来，或是晒干后变
成坚硬的干果，食用时需要先泡发。冷冻晒干固
然可以延长保鲜期，但芡实本身的结构也被大大
破坏了，鲜嫩的果实水分流失，不是那个味了。
毕竟，水里长出来的东西吃的就是那股子新鲜
劲儿。

母子俩一起享用着一碗秋意荡漾的桂花鸡头
米糖水。桌上那一煲鸡头米糖水在餐厅射灯的照
耀下，竟然闪出类似珠宝的炫目光彩来。妈妈念
叨着厨房里还有半袋鸡头米，要抓紧把它们全部

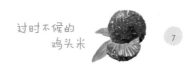
吃掉，放不了多久就坏了。

塔塔不得不承认，正当季的鸡头米称得上一种绝顶美味。

昙花一现，趁热吃面

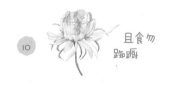

妈妈确实变了。有哪里变了？塔塔一时之间分不清。

只觉得，她最近加班似乎不再那么频繁了。以前，妈妈忙起来很有些奋不顾身的勤奋，甚至有过熬夜几天不睡的时候。塔塔分了更多的注意力出来，仔细观察。

近来，妈妈脸上的笑意越来越多，束之高阁的颜色鲜艳的衣服也拿出来穿了。自从爸爸妈妈不在一块儿了，妈妈倒是和以前的旧友联系更密切了。譬如之前送鸡头米的林红阿姨，大学时候和妈妈玩得好，前些年却不怎么见面。借着送吃的，两个人又好得和一个人似的，三天两头约着一起喝茶。

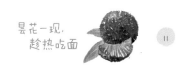
妈妈在客厅打电话，越讲越开心，眉毛都弯成细细的新月形状。难道林红阿姨又要送什么好吃的来？过了一会儿，妈妈走进塔塔的房间，说她刚刚打电话的成果。

这次不是林红阿姨了，是热衷养花的罗阿姨。这位罗阿姨养了一株昙花，算一算花期将近，邀请妈妈和塔塔前去观赏。

塔塔学过"昙花一现"的成语，真实的昙花倒没看过。不过，他也知道昙花开花是很难得的，在夜间开放，且花期短暂，不过几小时。虽然赏昙花会影响休息，但机会难得。妈妈看了日历，恰巧是周末，心想让塔塔见识一下也很重要，于是干脆地答应了罗阿姨。

预估要开花的那天，罗阿姨把昙花移到了客厅的正中央，塔塔和妈妈分别坐在花的两侧。随后便是漫长的等待。

时钟的时针指向晚上十点，昙花还紧紧合拢

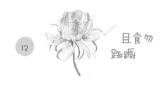

着，纹丝不动。

塔塔很有耐心。妈妈脸上已经有了一点儿倦意，可精神很好，坐在那里不急不躁。罗阿姨说过，虽预计开花就在今日，但也不一定。有可能等了一夜，却竹篮打水一场空，什么也看不到。

以前，妈妈大概是不会和他一起在夜晚等一株有可能不开放的花的。是什么使妈妈产生了点滴的转变？

忽然，塔塔感觉低垂的花苞动了一下，花瓣似乎比之前张开了一点儿。

要开花了吗？塔塔全身的细胞一下子就兴奋了起来。

仔细凝视花朵，是感受不到它有什么变化的。可当视线移开，再度转回来，便能分明地看到花苞又打开了一点儿。每绽开一分，就有一阵剧烈的震颤从塔塔的心中迸裂开来。

原来，昙花开放是这个样子的。

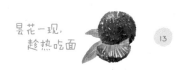

片刻后，昙花已经完全盛开。怒放的昙花形似佛前的莲台，细长的花瓣舒展。塔塔满心欢喜，要晓得昙花一年也不过开几次花，若养得不好，一次都不开也是可能的。

妈妈叹道："做不了常青的松树，做昙花也是不错的啊，至少人们会慕名在它开放的时候认真欣赏。"

塔塔脑海里联想到的是烟花，热烈地飞腾上高空，绽放之后烟消云散，想想都有些凄美。妈

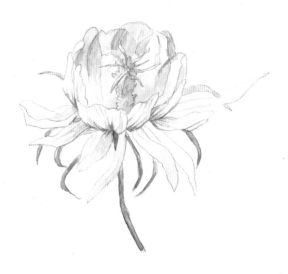

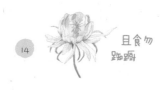

妈哪知道塔塔在想什么，敲了敲他的脑袋："笨，昙花又不是不开的时候就枯萎了，只是在为下一次开花作准备啊。"

熬夜体力消耗大，容易饿。说话间，罗阿姨端来了现做的热汤面作夜宵。面条并没什么稀奇，酱油做的清汤面，上面撒了葱花，又卧了一个荷包蛋。此外没有任何配料，一碗鸡蛋面而已。

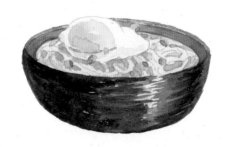

塔塔吃东西速度慢，汤面又是满满的一大碗，吃着吃着，渐渐凉下来。剩余的面条已经变成一坨了。塔塔不爱浪费，逼着自己慢悠悠地吃完了。不过感受并不怎么好，汤面这种娇气特性令人无

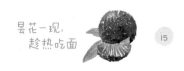
可奈何。生生吃下一碗不可口的面,塔塔看昙花的喜悦也淡了不少。

他脑海里闪过爸爸吃面的样子。"稀里呼噜",筷子仿佛只是一条通道,根本等不及面条变坨,涨成令人腻烦的样子,爸爸就已经把一碗面解决了。

塔塔以前了解到,吃饭的时候发出声音是不怎么礼貌的。可唯有一个例外,那就是吃面的时候。面食本就是大众食品,不需要在意礼节。吃的声音响亮,反倒说明认可厨师的手艺。

塔塔觉得,不单是这样,这也是一个吃面的小技巧。面条如果不快快在冒着热气的时候吃,就会变成他刚刚吃完的糊状物,不再筋道,像吃了一口渣子。吃得慢吞吞,姿态是优雅了,可食物就不美味了。

昙花会开几个小时,到凌晨才逐渐闭合凋谢。塔塔总不至于熬一晚上,看过花开,就准备

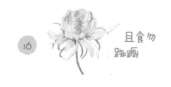

离开了。

回去的路上，塔塔开始思考一个问题：假如食物的使命应当是被吃掉，那么食物希望被怎样吃掉呢？他从小就不爱争抢，也没什么脾气。有就好，没有也不会哭闹。对于繁忙的妈妈来说，似乎是够省心了。吃饭更是要求不多。妈妈做什么，他便吃什么。

如果说要为了吃东西刻意做些什么，那么他是不会的。

吃不到，也没关系的吧，塔塔在心里默默地对自己说。

真的没关系吗？塔塔又再度问了自己。

也许，他之前还能说，可现在，他再也不能违背自己的心意，轻描淡写地说什么无所谓了。

昙花开过后即凋谢，可它盛放的样子是那么美。是什么人发现了它，被它的美丽所折服，又甘愿默默等待，熬到夜深？由此及彼，哪怕是一

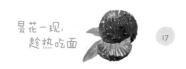

碗热汤面，也不愿意被当成一碗可有可无的果腹之物，再稀里糊涂地进入谁的胃中吧。

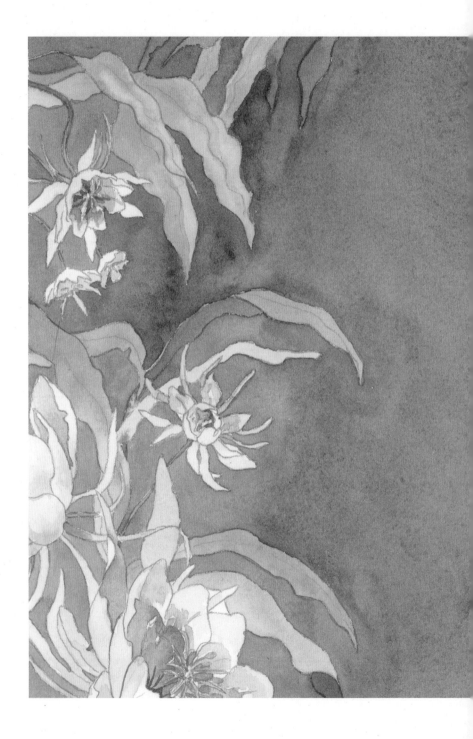

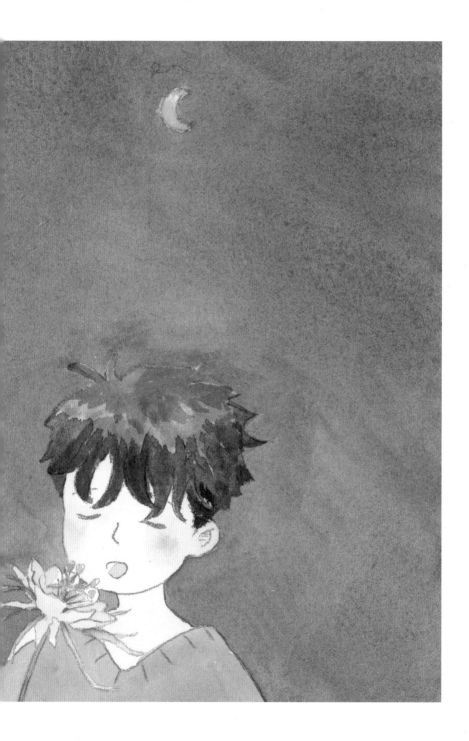

只能等待五分钟的甜品

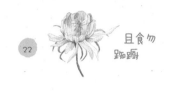

　　妈妈最近人缘不错，塔塔的运气好像也跟着被带好了。前脚林红阿姨送鸡头米，罗阿姨邀请共赏昙花，后脚同学林嘉美也来找他。

　　林嘉美是塔塔的好友，家里经营着西点屋，身上总是萦绕着香甜的奶油气息。站在班级门口，林嘉美笑得像一块奶油蛋糕，说："我妈妈研制了新的甜品，她很记挂你，想邀请你过去尝尝，提提意见呢。"

　　塔塔早已不是那么内向的性子，发了条消息给妈妈，放学后跟着林嘉美欣然前往。

　　去的路上，林嘉美已经大致向塔塔介绍了，林妈妈等会儿要做的是舒芙蕾。

　　舒芙蕾是法语的音译，有面团蓬松地胀起来

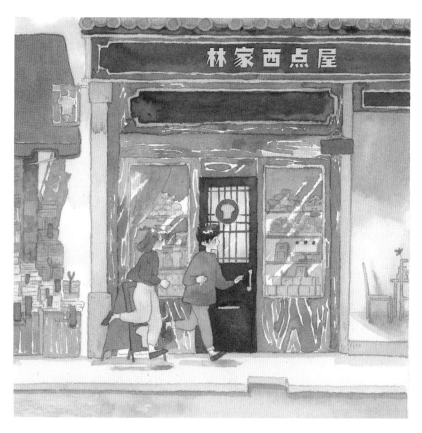

的意思。又名蛋奶酥，因为这道甜品原料简单，只用鸡蛋、牛奶、面粉和糖制成。塔塔没听说过这道甜品，名字倒很好听。林嘉美对于西点的认识比塔塔多一些，她介绍说，别看原料没有什么

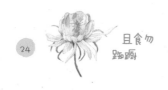

稀奇的，制作起来却相当不容易。舒芙蕾号称是世界上最难制作的几道法式甜品之一，制作过程特别考验厨师的功力。

比如，打发是西点制作的基本技法之一，顾名思义，便是把原材料用打蛋器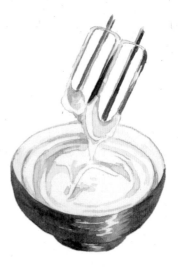不断搅拌，直到食材膨胀变成软硬和浓稠程度不同的泡沫状。在舒芙蕾的制作中，就需要把蛋白、蛋黄分开打发。可是打多久，打到什么状态才完美，依赖于厨师的经验和判断。即使初学者按照步骤一丝不苟地完成，做出来的舒芙蕾也很有可能是一块僵硬的烤饼。没有上百次的试练，难以体会到其中精髓。

塔塔懂了。这就好比博大精深的中餐里，最能体现厨师手艺的不是复杂的宴席菜，而是一道

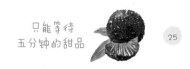
清炒白菜。越是简单，越能体现手艺的高下。

踏进林家西点屋，熟悉又令人感到安全的甜香味包裹住塔塔。他乖乖地向林妈妈问好。

舒芙蕾讲究现做现吃。人已到齐，林妈妈洗净双手，系上围裙，把头发严实地包起来，迈进了制作间。

制作间朝店内的一面墙用玻璃制成，由于经常擦拭，干净得仿佛不存在，里面的情形一览无余。塔塔是头一回看甜品现场制作的过程，新奇得很，脸几乎都要贴到玻璃上了。

在林妈妈灵巧的双手下，混着蛋液的面糊很快就被收拾得细腻、均匀。她将做好的面糊挨个装进白瓷的甜品碗里，整整齐齐地摆在耐高温的黄铜烤盘上，送进了已经预热好的烤箱里。

林嘉美和塔塔伸着脖子在玻璃墙外面看，神奇的一幕发生了。面糊没有装满整个碗，预留出让舒芙蕾舒展膨胀的空间。里面的面糊在热力的

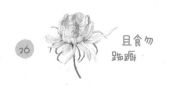

作用下，居然像一朵雨后蘑菇，仿佛有生命力一般生长出来，一下子蹿出碗，比碗沿高了好几厘米。

不过十几分钟，舒芙蕾已经制作完成。林妈妈动作迅速却不忙乱，将烤好的舒芙蕾取出，拿着一个小筛子抖了些糖霜在上面，像落满了雪的山顶。

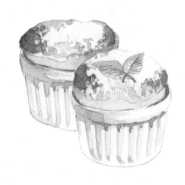

刚要开动，店里来了几个女孩子买甜品。林妈妈只得放下手里的叉子去招呼客人。

舒芙蕾必须趁热吃，林嘉美显然没打算等妈妈一起享用。

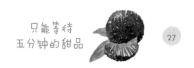

"我们不等等阿姨吗？"出于礼貌，塔塔没有动手。可是时间一点一滴地流逝，林嘉美急了，再过一会儿，蓬松的舒芙蕾就要塌陷了，也就失去了它最重要的滋味。她不管塔塔了，自己急忙吃了起来。

林妈妈忙完走过来的时候，其实也不过才过了十几分钟。塔塔那只舒芙蕾并不意外地已经收缩了一大半，瘪在碗里，看起来十分可怜。再吃进嘴里，不过是一点儿牛奶和鸡蛋的甜味罢了。

见状，林妈妈说："材料还有，反正我的那份也塌了，再做一次吧。"

塔塔耳根微微红热，不好意思地说："麻烦您了。"

林妈妈和蔼地笑了："这次可要抓紧时间呢。"

新的舒芙蕾一出炉，塔塔甚至都没思考一下，立刻用甜品勺挖了一点儿送到嘴里。碗中的舒芙蕾还残留着烤箱里的温度，里面的结构如海绵一

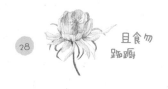
般绵密松软。体积看起来不小，其实都是空气在里面支撑起形体。轻轻一抿，舒芙蕾就在口腔里无影无踪了。

塔塔明明吃完了一整份，可那种轻盈的感觉却又让人疑惑，是不是什么都没有吃？假如云朵可以食用，那么大概就是这样的口感吧。

舒芙蕾最好是在烤后五分钟内就吃掉，塔塔不知道竟还有气质这么矜持又骄傲的甜品。他差一点儿便错过了它。

有些东西是要等一等的，而有些东西是等不得的。等不得的东西，偏偏去等了，那就只有遗憾地错过了。

且食勿踟蹰，南风吹作竹

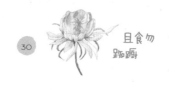

客厅的茶几上摆着一筐洗净的草莓。

当去菜场采购的时候，妈妈看它们饱满可爱，便买了来给塔塔解馋。草莓其实不是这个时节的应有之物。不过科技发展了，现在有蔬菜大棚，可以模拟和调控不同季节的温度，所以秋天也能吃到草莓了。初春当季出产的草莓，物美价廉又别有一股新鲜劲儿，昂贵的反季草莓就显得不是那么值当了。

艳红水灵的草莓个头差不多一般大小，上面挂着细密的水珠，摆在筐里像一个个艺术品。如果不是亲眼看到妈妈洗草莓颇费了一番工夫，那么塔

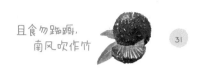
塔其实想不到，长得如此讨人喜欢的草莓，性子非常娇气。

草莓的肉质柔软。也就是从菜场到家那么一会儿工夫，袋子里的草莓在过马路的时候被路人轻轻撞了一下。回家拿出来一看，被挤压到的那几颗草莓表皮都已经开始烂了，只能挑出来扔了。

与草莓具有相似习性的水果还不少，不仅成熟季节短暂，而且本身十分娇弱，难以保存，大大增加了运输的难度。

夏天的杨梅，轻易都不能压一下的。含在嘴里，舌头一压，紫红色的果汁就会射出来。只有一颗一颗分开储藏在坚硬的圆形塑料盒里，全程冷藏，航空运输，才能让远方的人一饱口福。

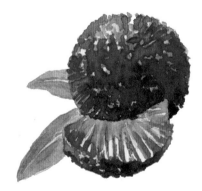

夏天的荔枝稍好些，有一层带刺的外壳，不至

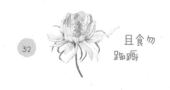

于一碰就坏。可这层外壳仿佛是纸糊的，荔枝的保鲜时间短得令人咋舌，在常温条件下的室内放置仅仅一天，果肉就不再洁白如玉。

　　新鲜的荔枝剥开来，里面的果肉脆弱得像一只灌满了水的气球。力气用大了那么一分，果肉就像要爆开似的。

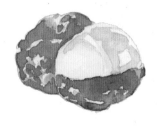

　　别说塔塔势利眼，寻常的水果，确有不如它们的地方。荔枝、草莓一类娇气水果的甜度极高，水分充足，香味浓郁，而且各有特殊的口感和味道，消暑解渴的效果立竿见影。

　　连古书里都记载，唐朝时的杨贵妃偏爱吃荔枝。古时候没有飞机和冰箱，要想将保鲜期极短的荔枝运往皇宫，困难重重。据说，南边的荔枝一旦成熟采摘下来，就立刻用冰块包裹起来，快马加鞭运出去。途中每过一个驿站，便要换一匹马、换一次冰。就这样马不停蹄，没有一点儿休息的时间，也要几

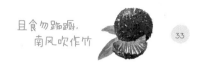
天才能送到贵妃手中。

此举劳民伤财，也可以从中窥得一点儿封建社会的奢侈糜烂，不是什么值得效仿的行为。可是，塔塔听完这个故事却有其他的感触。

换个角度想，身为故事里的那一颗荔枝，那应当是非常快乐的一件事吧。

一颗荔枝从小长到大，经历风吹日晒，好不容易把自己历练成一颗汁水丰盈、肉质甜美的果实。被采摘下以后立刻被冰镇，精心呵护，走过千山万水，最后来到美人的口中，得到一句衷心的夸赞。

对于食物来说，这是极大的重视。

时代的进步，不会让"一骑红尘妃子笑"的故事重演了。现代科技打破了食物保存和运输的桎梏，让千里之外的人不需花费太多时间和钱，就可以品尝到新鲜美味。

美中不足的是，无法从根本上改变它们娇弱

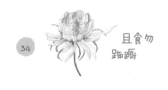

的身躯。也可以理解为，上天是公平的，难得的美味食物，自然也要让人们的获取成本变高。人们也不会轻易放过这小小代价，它们会变成看不见的文化标签，贴在食物上，更凸显其珍贵。

要晓得，一样东西值得去等，去花费工夫，说明它一定有不可替代的好处。人们只有坚持等待，才能获取那转瞬即逝的美味。等都等了，时机成熟，却还犹豫要不要送入口中，岂非矫情？

食物为了被人赏识的一刻，付出了自己的全部。如果被吃掉是食物背负的使命，那么塔塔觉得自己应责无旁贷地帮它完成。

譬如，笋的美味少有人质疑，自古以来就被文人骚客们称颂。除了它鲜美的味道外，还有绝不谄媚的气节。

可它是怎么变成竹子的呢？塔塔是亲眼见过的。

在乡下的外公家，春天的竹林里，随处可以挖到肥厚个儿大的春笋。依稀记得，昨晚明明还

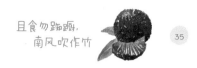
一片平坦的土地，经过一夜雨水的滋养，隔日无数的幼竹芽尖便冒出了头。他在屋里休息，仿佛能听到笋破土而出、气势正盛的声音。能够入口的鲜嫩竹笋变成了坚硬的竹子，时光无法倒退，这一根笋的滋味再也不会有人得知了。

"且食勿踟蹰，南风吹作竹"，讲的就是这个道理。不要犹豫，赶快吃吧，等到再晚一点儿，春风就会把笋吹成竹子了。

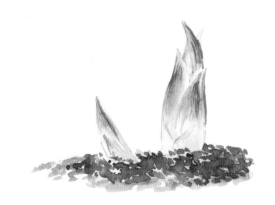

认真对待食物传达的心意

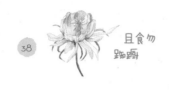

鸡头米上市了，意味着蟹季也不远了。

有俗语云，秋风起，蟹脚痒。中国人一直有秋季吃大闸蟹、饮菊花酒的习惯。

说起来，螃蟹也不需调味，自带醇厚的鲜甜，配上些醋就能征服从古至今的食客们。

三四月，蟹苗投放，新一轮对这秋日至高美味的等待开始了。半年的日升月移，潮起潮落，螃蟹在湖水的滋养下逐渐成熟，从农历八九月开始陆陆续续上市。

蟹季有两拨高潮。母蟹稍早一点儿，农历八九月就可以吃了。掀开母蟹腹部的团脐，里面蒸熟后蟹黄呈现橘红色，汩汩地往外流淌着金黄色的蟹油。

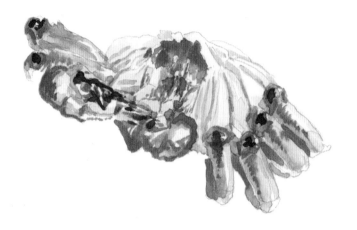

公蟹则要再等等。太早了，蒸熟掀开蟹壳，里面还是空荡荡的，真正的精华——蟹膏还没有彻底充盈。需得等到十月，公蟹才膏肥脂满，肉厚味香。吃螃蟹用筷子是没法下手的，必须要直接用手才方便。讲究一点儿的，还会配上蟹八件，足以将螃蟹坚硬扎手的壳子里少得可怜的那些肉全部剔干净。

只是，这样吃完，手上会沾染上螃蟹的腥味。哪怕事后用洗手液搓洗好几遍，一时之间也洗不掉。美食是有自己的脾气的，吃得螃蟹，也要忍

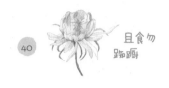

得一手腥。

大自然自有一套规则，但也在规则下给了足够的自由度。

口腹之欲，是人体本能的欲望。塔塔觉得自己过去想得实在有点儿多，反而失去了最基本的乐趣。美食应当是生活里的犒劳品。"有花堪折直须折，莫待无花空折枝"，这本是劝人珍惜时光，莫虚度光阴的，拿来说食物也很贴切。

最美好的样子就在眼前，为什么不大快朵颐，反而辜负了食物呢？

有辜负它的人，自然也有珍而重之的人。

有些菜肴，热吃和冷吃完全是两种味道。天气冷下来的时候，很难保证口味。为了锁住上桌时菜肴的温度，珍重食物的人，会在烹饪的技法上下功夫，在盛食物的器具上做研究。上桌还冒着热气、油脂吱吱作响的铁板牛排，即使吃了很久也温暖依旧的石锅拌饭，还有用鸡油封住汤底

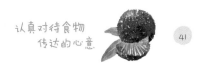
温度的过桥米线，这一切就是为了让那一瞬间变得长那么一丁点儿。

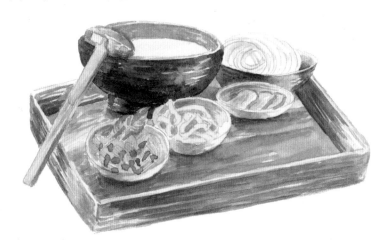

广东有一种菜，叫啫啫煲，各色食材都可以成为主料，牛肉、鱼头、大肠、鳝鱼……因此它也可以算是一种特殊的烹饪方式。

塔塔和妈妈去茶餐厅的时候吃过。砂锅导热性能极佳，锅子热后直接将生的食材放进去烹制，高温会在一瞬间锁住食材的汁水，同时蒸发多余的水分。它会发出"吱吱"的声音，故名啫啫煲。

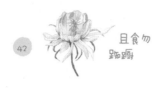

这样做出来的食物鲜嫩多汁，焦香十足。

做这道菜，厨师必须考虑到上菜的时间。因为一道菜制成后，热气还会持续散发一阵，特别是这种讲究火候的菜，可能多热了一秒口感就会天差地别。砂锅出色的导热留温性能会导致一个后果：假如啫啫煲做到全熟端出去，到了客人桌上时火候就过了。为了让食物上桌时的味道达到最完美的顶点，厨师绞尽脑汁，给火候留了一分余地，食客吃的时候也要抓紧时间。

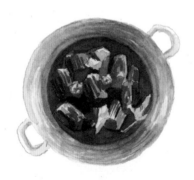

塔塔时常惊叹于中国饮食文化的博大精深。有时觉得，中国饮食文化真是奇妙，设立了一些

复杂的规则，甚至给人增添了不少麻烦，可它最终的目的，却是让人体会到最佳的滋味。当面对这些麻烦的时候，人们的态度是欣然接受的。

不浪费食物，不仅仅是字面上的意思。

塔塔问自己，有没有慢待食物传递的这份心意呢？

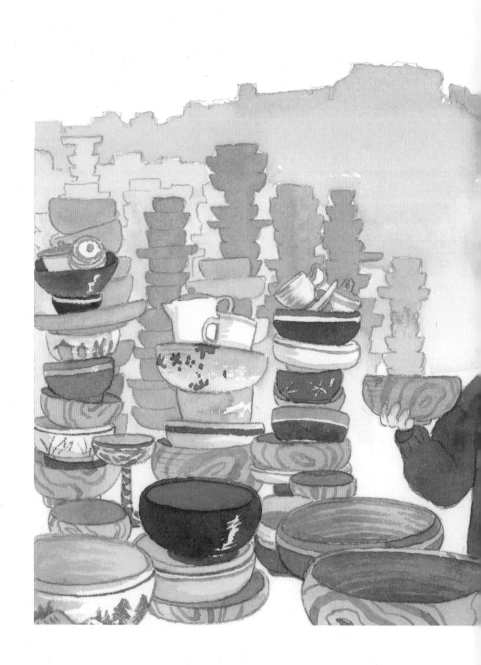

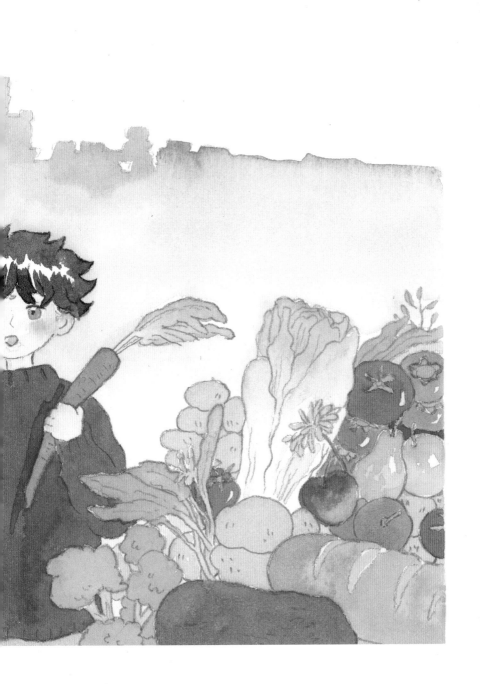

等待食物的喜悦

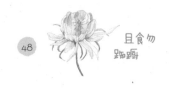

塔塔暗暗下定决心，他以后绝不会因为任何原因而错失美味。在自己能体会到食物美味的同时，这也是对食物的一种尊重，是双赢的选择。

悲观的人会认为，美好的东西总是转瞬即逝，倒不如没拥有过，不至于日后思念。乐观的人却觉得，曾经拥有已经非常难得了。

塔塔选择做一个乐观的人，他已经学会用珍视食物最美妙那一刻的心情，去迎接生活里每个细小的瞬间。在食物成熟的时机来临前，他亦学会了等待。等待，为了那一刻到来时的从容。

为什么要去打破等待食物的喜悦呢？

塔塔自得其乐。

就这样，蟹季过去，他便开始等待。历经一

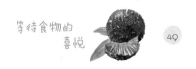

整个冬天的沉默，直到城里河流上漂浮的碎冰渐渐消融，春意从自然的每个角落里开始勃发。

一晃，塔塔就等来了春天，也等来了第一尾肥美的鳜鱼。

鳜鱼并不是罕见的鱼，一年四季、全国各地都能吃到。可被奉为上品的一定是春天的鳜鱼。在这个季节，鳜鱼身体里脂肪的比例达到了最佳的状态。鳜鱼做法花样繁多，春天的鳜鱼不需要格外加工，清蒸就能吊出妙不可言的鲜味。

宰杀干净的鳜鱼用薄盐略略擦一遍，香葱和姜片最好塞到肚子里，可以从根本上去除淡水鱼恼人的土腥味。有条件的话，搭配笋片、火腿，切得薄而舒展，铺在鱼身上，赏心悦目。要想清蒸鳜鱼的香气达到顶峰，猪油必不可少。随后就是常用的酱油、料酒，浇淋到鱼身上，去腥提鲜。上锅大火蒸熟，只消片刻，奇异的浓香就从锅里喷出。

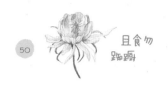

鲜活的鳜鱼肉质紧实不碎，细碎的刺也少，可以放心大胆地下箸。尤其是腹部那一块鱼肉，纹理分明，入口即化。

"桃花流水鳜鱼肥"，耳熟能详的诗句写尽了此鱼的美妙。在春日吃上一条鳜鱼，即刻便能领略青箬笠、绿蓑衣的作者的恬淡心境。

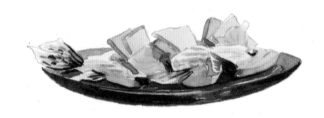

吃完鳜鱼，抹一抹嘴巴，塔塔低头算算日子。不用多久，鲳鱼、鲫鱼、鲥鱼便会依次在餐桌上展现它们最美妙的状态。鲳鱼要红烧；鲫鱼煎一下加开水就能煲出乳白色的汤；鲥鱼最珍贵，用黄酒和火腿一起蒸熟，吃的时候要保留它身上富有嚼劲的鳞片。

鱼儿们各有各的生活习性，仿佛约定好了似

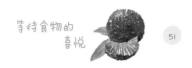

的，前前后后相继达到鼎盛的状态，再挨个退出当季的餐桌。四个季节，总要让人们的餐桌不寂寞、不空虚才是。

为吃这一口，美食们顽强地生长着，前人也耗费心血，才总结出许多经验。所以，此时不吃，更待何时？

塔塔掰着手指头数日子，唇角不自觉地偷笑起来。接下去，他便可以等到夏天，在燥热的天气里，吃一碗莲叶羹，清心降火；立秋前后，菱角上市，牛角一般厚重的壳里是如初雪一样细腻的果肉，生吃多汁清脆，炒着吃也不错。再之后嘛，莲蓬、莲子……

塔塔陷入幸福的想象里。

假如食物的使命就是被吃掉，那只有不错过才能不辜负。不过，即使错过也不要太遗憾。第二年的春风吹来，新的循环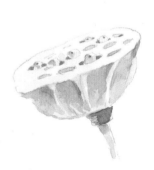

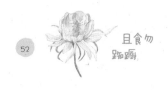
也会马上到来。即使错过了最嫩的菱角，后头也跟着鸡头米，之后又是蟹季……一年一年，循环往复，只要不再犹豫，总有当季最好的东西在某处等着。

　　所以，且食勿踟蹰。吃吧，去尽情享受当下摆在面前的美味吧，别再因犹豫而错过了。

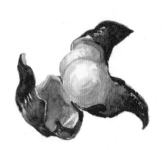

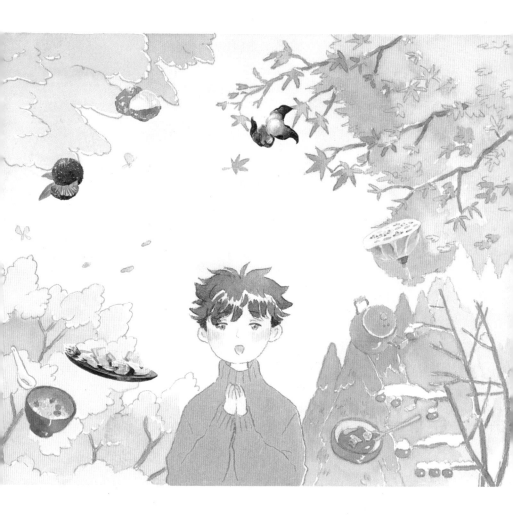

美食小课堂

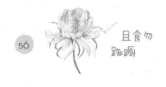

且食勿
踟蹰

鸡 头 米

苏州"水八仙"之一的鸡头米每年八九月上市。它赶在螃蟹前头，势必要给美味的初秋开个好头。结在水里的鸡头米恰如其名，圆圆的脑壳上有一个像鸡喙似的尖头。剥开它，里面裹着满满的红色果实。到这一步还不够，必须要用坚硬的指套劈开这层红色的表皮，露出里面像珍珠一般的嫩实，这便是鸡头米了，又名芡实。

鸡头米极娇嫩，手工剥壳为最佳。处理好的鸡头米韧性十足，拥有独一无二的口感。一般的做法是制成糖水，用桂花、冰糖水搭配氽烫不过短短几十秒的鸡头米，甜味清雅。另外也可以用莲藕、芹菜一同清炒，水乡风光尽现盘中。

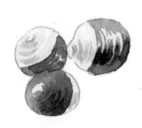

舒 芙 蕾

　　舒芙蕾是源自国外的一种甜点，名字是法语Soufflé的音译，原意是面团蓬松地胀起来。从材料上看，它又可以叫蛋奶酥。制作它，需要将蛋白和蛋黄分离。蛋黄拿去和牛奶一起制作面糊，而蛋白则通过打发这一常用的西点技法打成蓬松起泡、胀大好几倍的样子。再将两者混合起来烘焙。

　　舒芙蕾在容器里会逐渐"长大"，口感如云朵一般蓬松轻盈，非常适合搭配巧克力酱或酸甜口味的水果。它的制作步骤看似简单，但要做好却很难。所以，这也能检验出一个西点师的水准。

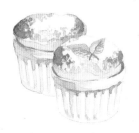

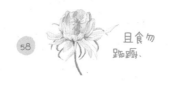

且食勿
踟蹰.

杨 梅

记得语文课本中曾经有一篇文章，写的是家乡的杨梅。这种牵动着情肠的果子确实圆润可爱，酸甜可口。熟透后的杨梅不再是红艳欲滴的颜色，因为红色太浓了，呈现出紫红甚至紫黑色。杨梅的表面没有果皮，而是有许多小小的突起，汁水丰富且十分娇嫩，随意压一压就会破损变形乃至变质。

杨梅的娇贵，还因它的时节短暂。采摘集中在每年的六七月，过了时间便满山难寻。保质期也很短，如果放的时间稍微长一点儿，杨梅便会散发出一股浓郁的酒味。那是微生物繁殖，将糖分分解成酒精。此时就不宜食用了。不过，若是将杨梅泡酒就是另一回事了。杨梅的酸甜能让酒的口感变得绵软，酒反过来也能增加杨梅的储存时间。

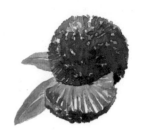

荔　枝

古时，荔枝的产区是炎热偏远的岭南地区。每逢夏天，荔枝便作为贡品踏上了旅途。可是荔枝十分娇弱，在常温条件下只能放置两三天。路途遥远，为了保证荔枝的鲜甜，运送的人要快马加鞭，并频繁更换同样稀罕的冰块为它保鲜。

"一骑红尘妃子笑，无人知是荔枝来。"说的是杨贵妃爱吃荔枝，便经常命人大费周章地从岭南运送到长安的这一段典故。自此之后，荔枝就经常和奢靡、浪费联系在一起。

荔枝的外壳粗糙不平，剥开它，好像包了一颗蜜甜的水珠。素有美誉的荔枝，如今依然相当受欢迎。毕竟，故事只是故事。

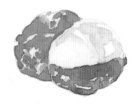

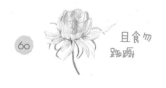
过桥米线

云南人对米线充满了爱意，创造出了各种类型的米线：小锅米线、凉米线、过桥米线……其中最著名的就是过桥米线了。关于它的来历有许多故事。一说，一位妻子每天提着米线过桥，为苦读的丈夫送饭。又有一种说法，过桥米线将数十种食材放进汤里的过程极似过桥。

汤鲜味美的过桥米线其实蕴含着物理知识。油的沸点比水高出许多，同时，油的比重又小于水，当两者混合，油会漂浮于水之上。利用这个特性，人们将滚烫的鸡汤表面用厚厚的鸡油封住，看似没有热气飘出，其实金黄的鸡油下的汤依然滚烫。将生的食材一一放进去，短时间就能烫熟。这样做出来的米线不会发涨，味道跟刚出锅一般鲜嫩。

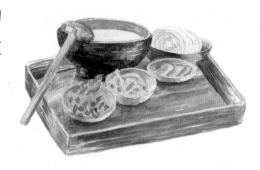

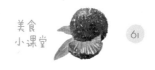

啫 啫 煲

　　将砂锅烧得滚烫，直接将生鲜食材放进去烹饪，水分会快速烧干蒸发，使食材发出"吱吱"的声音。这就是粤菜中有名的啫啫煲。"啫啫"是一种烹饪方式，可以料理许多对火候要求很高，口感脆嫩的食材。常见的有啫啫鸡、啫啫排骨、啫啫黄鳝等。因为温度极高，加入的调料如生抽、葱、姜都会快速焦化，产生浓烈的焦香味。

　　广东地区对于饮食的火候十分讲究，其细致程度已经不仅仅体现在烹饪过程中。啫啫煲温度极高，离火后到桌上还有一定的时间和距离，而在这过程中食物也会继续加热。所以，一个好的厨师也会将这部分时间精细计算进去，在啫啫煲上菜之时将它刻意控制在火候稍逊一筹的状态，等到菜入口的时候，才是味道最佳的时刻。

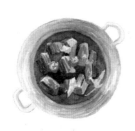

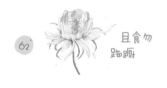
菱 角

苏州"水八仙"的另一位成员——菱角的外壳粗糙苦涩，两头有神似牛角的尖角。剥开外壳，里面是白嫩脆生的菱角肉。生食如苹果一般脆爽，也可以做成菜甚至入药。菱角里含有淀粉，所以用菱角磨成的菱粉遇水会凝结，人们用这个特点来制作弹软滑嫩的糕点。

更多时候，菱角代表的是江南水乡的一种情调。苏轼乘船游水，写词描绘西湖景色："只将菱角与鸡头。更有月明千顷一时留。"这位诗人也被湖光山色、菱角和鸡头米的美味给迷住了。

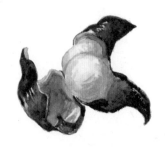

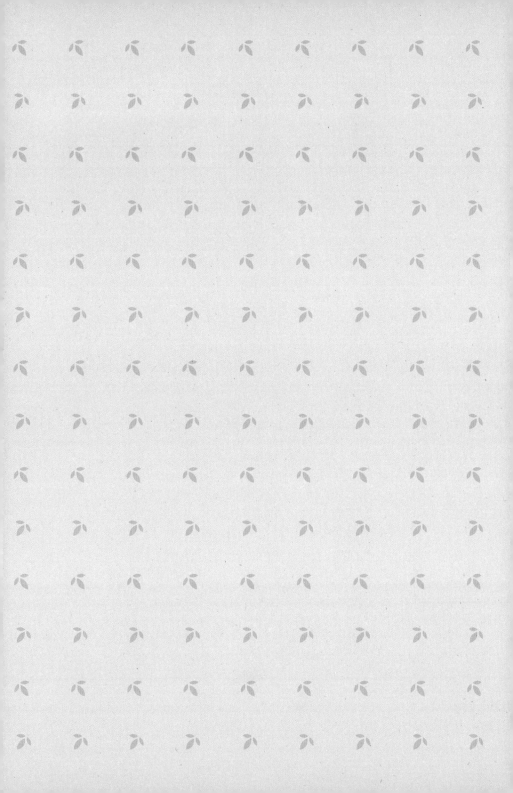

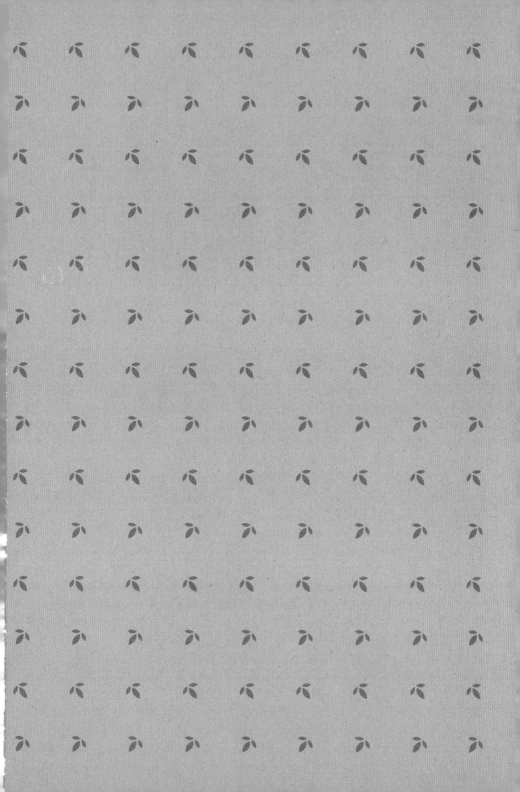

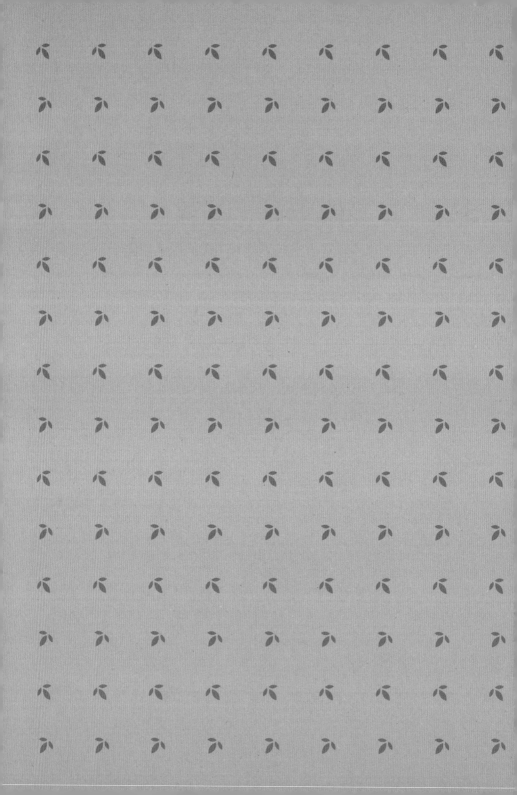

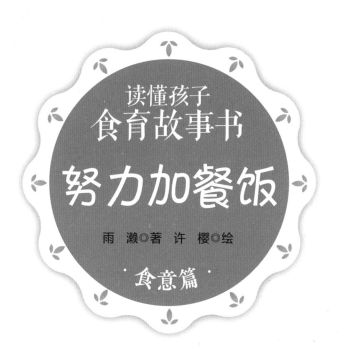

读懂孩子
食育故事书

努力加餐饭

雨　濑◎著　许　樱◎绘

·食意篇·

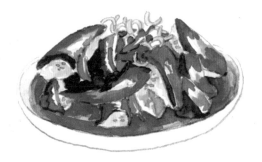

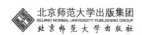

北京师范大学出版集团
BEIJING NORMAL UNIVERSITY PUBLISHING GROUP
北京师范大学出版社

前 言

随着社会物质水平不断提高，大部分人吃饱已经不再是难事。我们逐渐看到人们在饮食上的更高追求：食材更昂贵，外形更精致，背后的故事与文化更有讲究……看到这些，我不禁有些恍惚，仿佛物资匮乏的年代已是久远的历史。可是与此同时，我却发现，人们从食物上获得的快乐似乎变少了。

一个朋友抱怨生活无趣又忙碌，我建议她可以亲手烹调一些小菜，来为自己制造一点儿有趣的惊喜。她拒绝了，说吃外卖就好，反正都是差不多的味道。我又想到，母亲曾欣喜地与我说，在她十二岁那年，吃到了人生第一支冰棍儿，虽

然只是一支没有奶油的老冰棍儿，却也让几十年后的她记忆犹新。我越发困惑，执着地思考着，食物与人心的联系，究竟是什么。

我是个爱好美食的人，这些年走过不少路，尝过很多食物。我希望用自己对食物的浅薄见解与思索，让孩子们增添一份对生活的踏实感，从食物中学到更多的人生哲学，同时，我也希望能够激发孩子们勇于探索新事物的勇气。这便是我创作"读懂孩子·食育故事书"最朴实无华的初心。

本系列故事分为三部，第一部为"食材篇"，介绍了生活中常见的几类食物。城市的繁荣，虽然让孩子们变得衣食无忧，但是也遮挡了他们在大自然中发现美的视线。高楼大厦覆盖了孕育人类的泥土，可人必须要吃饭这件事却无法改变。吃饭这一件小小的事情，成了孩子和自然最重要的联系。他们吃着软糯的米饭、喷香的肉、脆嫩的蔬菜时，是否会去思索，盘中餐是从何而来，又经历了什么。"食材篇"通过讲述主人公与不同

食材之间的故事，希望能唤醒孩子们的"生活感"，让一日三餐给予孩子们心灵的安宁与温暖。

　　曾经，在医院的病房里，我见过一个小男孩。他吃着护士送来的药，苦得眼睛都眯了起来。我递给他一颗糖，他含在嘴里，笑得眼睛又眯了起来，开心地说："好甜！"当看他吃糖的时候，我落下了眼泪。小男孩问我为什么哭，我说："糖好酸，酸得我眼泪都掉下来了！"对于这个小男孩来说，味道本身是纯粹的，苦就是苦，甜就是甜。他肯定不能理解，为什么明明是甜味的糖，我吃着却觉得心里好"酸"。因为那时候的我经历了许多难过的事，看见他的笑脸，我觉得做一个孩子真是太好了。成了大人，很多时候，酸、甜、苦、辣都不再是本来的味道了。从那时起，我就很想为孩子们写一些关于味道的东西。一直以来，中国的文化就很喜欢用食物之味去比拟人生之味。看看这些词：心酸、甜蜜、苦涩……似在说味，又不在说味。在我不算漫长的人生里，我吃过五

湖四海各种各样的美食，其中不乏稀奇古怪、难得一见的食物。要我说，即便是成千上万种食材，烹饪后的味道大致也不过是我们熟悉的那几种：酸、甜、苦、辣、咸、鲜……于是，便有了第二部——"味道篇"。在这一部里，我着重讲述了六种味道大概来自哪些食物与调味品，又用大量的比喻和不同维度的描写，结合小主人公自己的人生经历，帮助孩子们理解味道背后的故事。对于这样抽象又复杂的话题，孩子们可能理解起来有些难。但小学中高年级这样的阶段，做这样的启发是十分恰当的时机。人生的滋味和饮食的滋味，究竟能让我们学会什么？通过对味道的阐述，希望孩子们能够了解"人生百味"，开启对于人生的思考。

在三部中，最后一部"食意篇"是我最喜欢的。在这里，我想给孩子们展现食物的诗意与美丽。很多孩子会质疑：食物有什么美的呢？表面上，美食固然和我们的口腹之欲相关，不像绘画、

弹琴那样高雅。但在我看来，美食的美比艺术的美更多了一份人情味。在"食意篇"里，细心的读者会发现，每一个故事的标题都选用了古诗词里和食物有关的句子，譬如"努力加餐饭""把酒话桑麻"。故事突出烘托食物与时令的关系，也写了更多引人思考、富有哲理的内容。像《努力加餐饭》里，我谈到了小主人公亲人去世这个话题。可能很多孩子对于这个话题十分模糊，也有些恐惧。我能做到的，就是用"好好吃饭"这个概念鼓励孩子们体会生命本身的意义，尽早地树立正确对待生命的观念。有人曾提出，"食意篇"中的几个故事是否稍显悲观，不够阳光，我思考以后，还是决定将核心保留。教育的一个目标，是让我们的孩子更好地适应社会。所以，让孩子提前建立一些对真实世界的认知其实是必要的，如书中介绍了一些价格高昂的食材，我认为，看过书的孩子反而可以满足自己的一些对奢侈生活的好奇心。真心希望孩子们能对世界上的食物有一个正

确的认知，不因食物的贵贱而随意评判食物和吃食物的人。食之意，在于对人间百态的通达理解。透过饮食，孩子们能看到更大的世界，加深对美的认识，加深对生活的热情。

　　读完这套书，如果小读者能说一句"我会好好吃饭"，能更认真地对待一餐一饭，就是对作者我莫大的肯定了。

2022 年 4 月 29 日

目　录

外公去世了

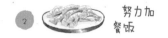

🌿　　🌿　　🌿

周三的上午，塔塔像往常一样坐在教室里听数学老师讲定理。数学课对塔塔来说有些枯燥。他一边记着笔记，一边还出神地想着电视台新播放的武侠电视剧。

叶老师忽然来了。她在教室门外打断了讲课，让塔塔立刻收拾东西跟她走。

塔塔一时蒙了，不知道发生了什么，顺从地拿上书包跟着叶老师走了。班里鸦雀无声，塔塔感觉身后有人凝视着自己的背影。他忽然有一丝很不安的感觉。

爸爸和妈妈正站在校门口等他。

妈妈说，外公去世了，他们要即刻去乡下。

塔塔的第一反应，其实是没有反应过来。他

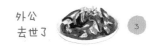

晕晕乎乎地上了车，还在想妈妈说的那句话。

外公去世了？

车内沉默无语，车轮却急速地滚动起来。一路上，爸爸妈妈没再说什么，塔塔也只好静静看着窗外。这条路他每次去外公家都走，窗外风景熟悉依旧，车子奔驰的速度愈加快了，青山绿水一晃而过，但无人欣赏。

午饭是来不及解决了。爸爸在一家便利店买了点儿面包和饭团，妈妈起初并不想吃，抿着嘴角靠在车窗上。

爸爸显然也哭过，眼睛像个红肿的桃子。不过他情绪稳定些，低声哄妈妈："你就是难过，也得吃饱了才有力气哭。"

妈妈想了想，抓了点儿面包塞到嘴里胡乱嚼了嚼就咽下去。塔塔手里捧着一个冷冰冰的饭团，平时还挺喜欢吃便利店里卖的饭团，香

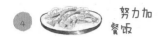

甜可口，有时候妈妈来不及做早餐，他就去买一个来吃。此时手中的饭团却干巴巴的，是什么滋味，也说不出来。

车子驶上村里新修的水泥路，再转上几个弯，熟悉的一排青砖瓦房映入眼帘。院子里外聚集了许多亲戚朋友，都在等着妈妈的到来。

以往漂亮整洁的小院此刻乱糟糟一片，院子正中摆了一张躺椅，外婆在上面气息奄奄地躺着，明显已哭过一场。几个头发花白的老奶奶围着她，正轻声安慰。

妈妈在车上还能忍耐得住，此时进了打小居住的院子，立刻脚底一软，放声大哭了起来。爸爸赶紧扶住她。亲戚朋友们簇拥上去和她说话。塔塔站在旁边听着，无非是什么"人老了，终有这么一天的""人走了，日子还得往下过"。

塔塔本来想靠过去和妈妈说，别太难过，注意身体。但他知道妈妈现在并不需要别人同她讲

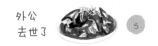

大道理，给她再多的劝慰也很苍白无力。

塔塔心情迷茫而复杂，不知道自己此时该做什么。他自己还没有想明白这些事情。

在一片忙乱中，舅舅家的小表妹琳琳又哭喊起来，嚷嚷着饿。这个时候，没人顾得上几个孩子。塔塔只能牵起她的小手，走进厨房找吃的。

厨房里也是乱糟糟的，舅妈在里面指挥着村子里几个过来帮忙的阿姨做饭。

外公家的厨房一向收拾得井井有条，现在全被翻乱了。这里是外公除了菜园以外，最常待的地方。塔塔微微皱起眉头，上前喊一声："舅妈，表妹饿了。"

舅妈看起来也很憔悴，眼圈红红的。按照村里习惯，主人家需要负责前来吊唁的人的饭食。不过，舅舅和爸爸去处理外公的后事，妈妈和外婆又悲伤过度，她必须要把家里这摊事管起来。于是她去村里找亲戚们帮忙，临时凑起来一支队伍。

舅妈摸摸塔塔的头，问："你路上吃过饭了吗？"

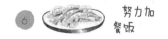

塔塔如实回答："一点儿饭团和牛奶。"

"那可不行。"说着，舅妈便走到灶台前准备做点儿什么吃食。

塔塔本来想让舅妈别管他了，可舅妈已经掏出一袋面粉开始和面了。看得出来，舅妈经常下厨。一抔细腻如雪的面粉掺上水，在她手下来回揉搓，几下就变成了一个油光水滑的面团。

舅妈从墙角堆得像小山似的食材里挑拣出一个南瓜和几只番茄，切成小丁，在锅里烩成香浓的蔬菜汤底，再用手从面团上揪下疙瘩丢进汤里煮。一时，麦香和番茄香在厨房上空飘散开来。

塔塔眼尖，一下认出来那是外公自己种的南瓜。还记得外公教他南瓜有许多品种，这种嫩绿嫩绿的南瓜肉质肥厚湿润，炒着好吃，烩成汤也不错。

看着舅妈的动作，塔塔微微出神。外公也曾经在灶台前的同一个位置，给他做过面疙瘩。两

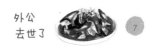

个身影渐渐重合，塔塔看着看着，鼻尖微酸，纷乱的心情竟然慢慢沉静了下来。

白胖可爱的面疙瘩漂浮在碧绿鲜红的汤汁上，对比鲜明，盛在木纹的海碗里。不过片刻，两个碗摆在了他们面前。

舅妈说："你们吃点儿，别饿坏了。"

表妹懵懂无知，不知道发生了什么，看到面前热腾腾的面疙瘩，只知道好吃的来了，立刻眉开眼笑，吃了起来。自己吃得开心还不够，用勺子舀一点儿到塔塔的碗里，说："哥哥，这个好吃，多吃点儿。"

塔塔尝一口热腾腾的面汤，额间热出了细细的汗珠。番茄微酸的口味让人开胃。吃着吃着，心头压着的沉重似乎轻了，因为外公去世而在心里奔腾的千头万绪，也渐渐平息了。

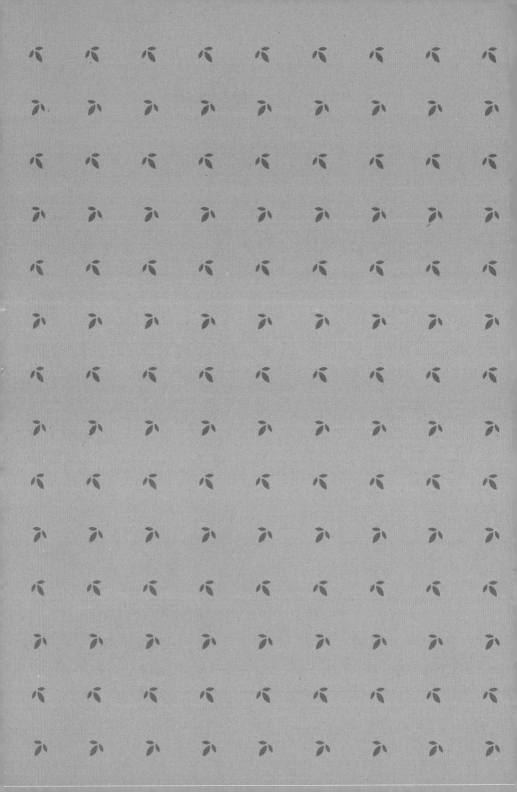

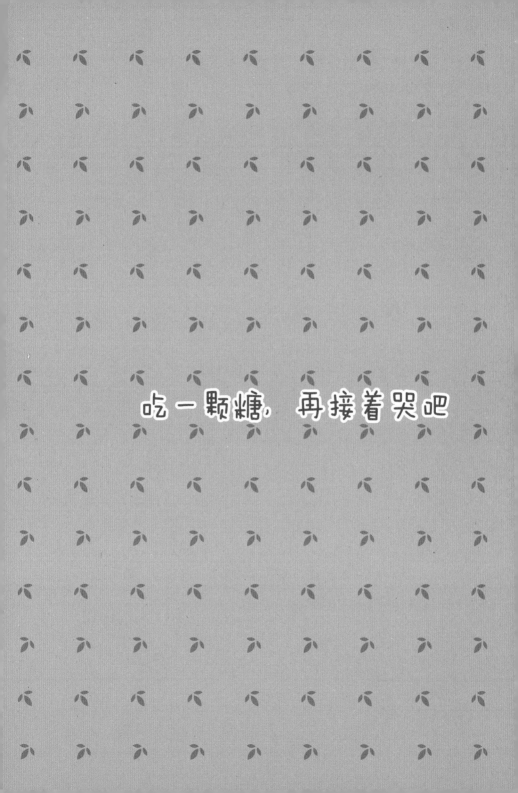

吃一颗糖，再接着哭吧

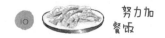

塔塔的眼泪，是在第二天才到来的。

也许经过昨天的忙碌，大家实在是累了，塔塔竟然成了家里第一个起床的人。其实他就是想起来转转。

塔塔任由凛冽的晨风擦过他的脸。在院子里站了一会儿，他才走进堂屋，当中的桌子上显眼地摆着一个点心匣子，里面依旧装着那些发甜的点心。

塔塔随意拈起一枚点心放到嘴里，嚼了几下，才发现是蛋黄酥。点心外层的酥皮搁了许多猪油和白砂糖，香是够香了，却也发腻了。里面一整颗金黄流油的

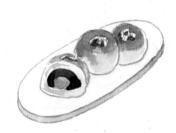

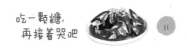

咸蛋黄被厚厚的豆沙包着，形成甜咸相间的口味。

塔塔早上起来，水也没喝一口，那点心直甜得他脚底发软。他想起外公在吃这个点心匣子里那些腻得人舌头发麻的点心时，会泡一杯清茶，中和油腻的感觉。

他再也见不到外公了吗？

想到这里，塔塔的眼泪就再也忍不住了，不听使唤一样从眼角颗颗滚落。他不想再也见不到外公。

天色还早，塔塔不知道哭了多久。趁四下无人，默默地把眼泪擦干了，随手在点心匣子里抓了一把塞到衣服口袋里，想着等下如果仪式劳累，让爸爸和妈妈吃些糖果糕点垫肚子。

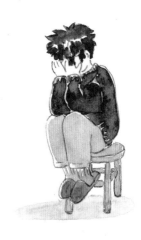

爸爸说得很对，便是要哭，也要吃饱了才有力气哭。

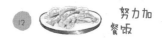

努力加
餐饭

　　按照传统，这一日有许多仪式要举行。舅舅请来的乐队坐在院子里吹奏震耳欲聋又悲怆的乐曲，一旁一个奶奶唱着些塔塔听不懂的词。

　　妈妈像是累极了，院子里敲锣打鼓都没惊醒她，快到中午的时候才起身。她像一株随风摆动的芦苇，每走一步都要倒下去了。

　　舅妈低低叹了一口气，迎上去："估计你也不想吃东西，吃点儿这个吧。"她端上来的是一碗刚刚冲好的藕粉，清甜润喉，对于虚弱的人来说很合适。

　　唯一遗憾的是，这是外公做的纯手工藕粉。沾满了泥，从水塘里取出来的藕节是怎样变成藕粉的呢？塔塔还来不及看外公做一次藕粉。

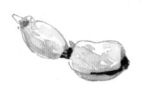

　　外公总是这样神奇，什么稀奇古怪的食物都能做出来。

　　妈妈黯然，吃了两口就把

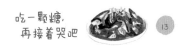

碗搁在一边了。

一天的仪式结束了，前来吊唁的宾客三三两两散去，外公的小院又恢复了寂寥的样子。妈妈和塔塔、爸爸并排坐在后院的石阶上看外公的菜园子。才几天没有清理，杂草已经疯长了一地。

仪式繁复劳累，妈妈吃得少，又哭过了头，此刻手脚发麻，似乎是低血糖了。

塔塔一拍脑袋，顺势在裤兜里掏了一阵，竟然摸出了一颗裹着厚厚糖霜的青色的冬瓜糖。是早上他在点心匣子里顺手摸的。本来想拿给爸妈吃，忙着忙着给忘了。冬瓜糖在裤兜里放了一天，表层的糖霜有点儿溶化了，还带着温温的热度。塔塔讪讪地递过去。

"是冬瓜糖呀。"

妈妈唇间带了一丝不易察觉的浅笑，没有拒绝，把糖放进嘴巴里。她心里想到，小时候身体不好，时常头疼脑热，就得喝苦药。每次喝药，

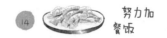

外公就拿冬瓜糖来哄她。

冬瓜是外公自己种的，切成方方的长条，要用水泡过、煮过，还得用大量的白砂糖腌渍。做一次冬瓜糖，前前后后要费几天的工夫。做好的糖块像一枚青碧的玉石。当第一次见到的时候，妈妈还真当这个是石头呢。

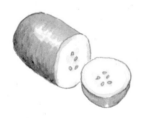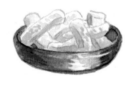

那时候糖也是昂贵的物品，熬这一颗糖需要耗费不少白砂糖。不过冬瓜糖的味道现在看来太过于甜腻了，而且还保留着瓜果那种质地肥厚柔软的口感。后来吃了更精巧的西式糖果，妈妈都不理解自己曾经对于冬瓜糖的喜爱了。

在冬瓜糖浓厚的甜味作用下，妈妈的血糖渐

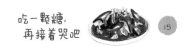

渐回到正常值，仿佛有一股暖流自身体中央往四
肢游走。她将头靠到爸爸的身上。

　　塔塔已经许久没看见过爸爸妈妈亲近的样子
了。他一句话也不敢说，乖巧地凑在一边，享受
这片刻的宁静。

　　"其他都可以慢慢来。只有一点，你一定要注
意自己的身体，要按时吃饭。"爸爸的手轻轻拍着
妈妈的背。

　　妈妈轻轻地"嗯"了一声，那声音缥缈悠远，
仿佛是从天际传来的。

不想吃饭的塔塔

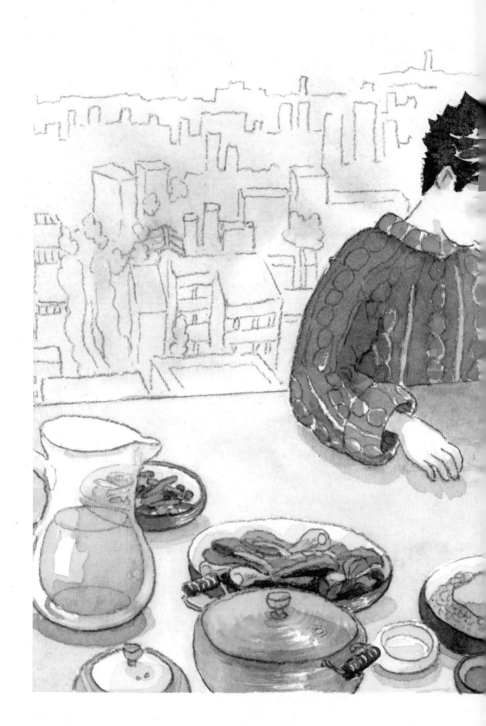

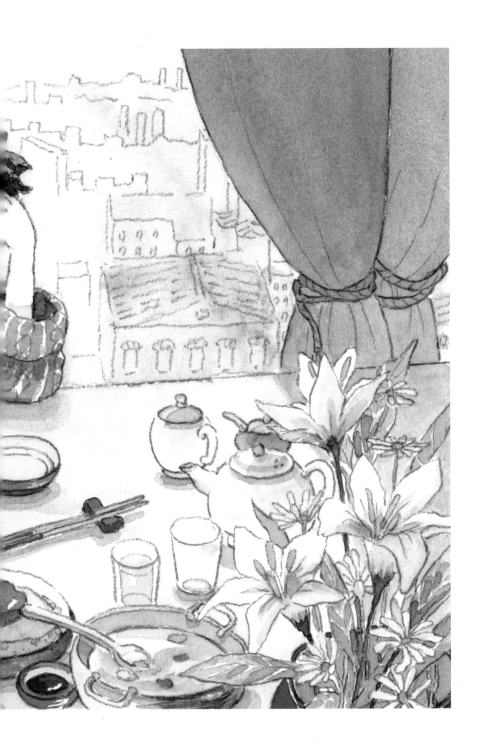

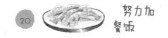

外公的追悼会操办完，塔塔一家回到了城里。走之前，外婆拉着妈妈细细聊了很久，千言万语化成一句话："别太难过，要按时吃饭，好好睡觉。"

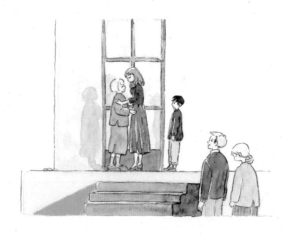

要花多少时间，心底的悲伤才能冲淡呢？

塔塔不知道，但他的悲伤的表达方式好像和

妈妈不一样。在日常生活的过程里，难免碰到与外公有关的小事，美好的回忆便会缓缓浮现。既然想到了，自然也就会想到他再也无法见到外公了。每当这时，眼眶就会不自觉地湿润。

自从外公离去，塔塔花了很久来理解死亡这件事，他查了许多书，又看了不少电影，还问了老师、父母。可到最后，脑海里浮现的只是外公和他共同度过的那些时光。

外公是个什么样的人呢？其实，塔塔的了解也很片面。只记得，外公一直是一个很有激情的人。他喜欢烹饪，连带着菜也要自己种的才好，会花上许多时间泡在厨房里，只为了做好一道菜。

塔塔以前没发觉，其实，他的口味是在外公那里养成的。他喜欢吃的，只不过是外公一直以来做给他吃的。

所以，在塔塔的心里，外公常常是和美味的食物联系在一起的。

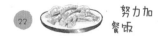

塔塔小时候是外公来城里照顾他的。每天放学，外公都会雷打不动地来接他。有时候经过路上的炸鸡店，外公还会给塔塔买些东西来吃。

后来塔塔长大了，和外公见面的机会少了。隔三岔五，外公也会寄来自己种的米和蔬菜。他从来不问塔塔学习成绩怎么样，仿佛只关心塔塔吃得好不好。

炸鸡店经营了七八年，时至今日依然生意红火，招牌风吹雨淋，上面鲜红的大字都快磨没了。放学路上，塔塔心思一动，掏出零花钱买了一份鸡块。炸鸡块刚出炉，上面撒了各色调味粉，装在纸盒里很是诱人。

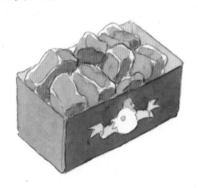

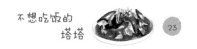

咬一口，味道和多年前比并无变化，热辣的肉汁喷涌出来包裹着舌头，回味一下，鲜美畅快。他刚准备吃第二块，又觉得哪里不妥当，就收了起来。

不是不好吃，只是……

回到家里，气氛沉重。

妈妈面无表情，脸绷得紧紧的。这些日子，她回到家除了做些基本的家务外，就是坐在电脑前处理工作。

妈妈到底是个大人了，还有自己的工作和生活。妈妈的生活恢复正常的速度快到几乎一点儿过渡的时间都没有。

晚餐，塔塔心不在焉地扒拉一口米饭，把碗往前一推："我吃饱了。"

"啪！"

一向温柔的妈妈，此刻脸上阴云密布，伸手将桌子上的盘子扫落到地上。瓷盘撞击到地面上，

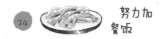

立刻碎裂飞溅成数块。

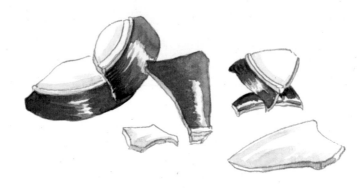

塔塔一下没反应过来，先看着脚边的瓷盘碎片和散落在地上的卤牛肉，他居然想的是，好可惜。妈妈的这道卤牛肉是和外公学的，味道像极了。回过神来，他才吓了一跳，妈妈为什么突然生气了？

"外公去世了，你就自暴自弃？"妈妈的责备接踵而至，这火发得好没有道理，倒显得塔塔像是故意发脾气。塔塔心想，他真的不是故意的。

"我没有，不过……"

"不过什么？外公若是知道你连饭也不好好

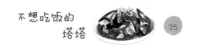

吃，会高兴吗？"

"我只是觉得……不该……"

不该什么？不该再快乐，不该再有好胃口，不该吃到美味的炸鸡露出开心的笑容；因为思念，因为觉得外公重要，因为吃饭是一件幸福的事情。所以塔塔不允许自己开怀，不允许自己有好胃口，因为每当他这样做，心底里就会生起愧疚和不安。只因外公再也享受不到这些了。

塔塔一口气把自己心里所有的想法说了出来。

这次，换妈妈愣住了。

"傻孩子，"半晌，妈妈的手轻柔地落在塔塔的头上，"对不起……"

妈妈诚恳地向塔塔道歉。其实是她的这股悲伤酝酿太久，想要发泄，所以才找了个理由冲塔塔发脾气，实在太不应该。

发生这样的事情，妈妈只会比他更心痛，更食不甘味。但妈妈还在为了生活继续去忍耐，去

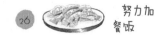

工作，还在为他做饭。妈妈的眼角下似乎有几道浅浅的痕迹，衬得她一下老了好几岁。

塔塔说："我不生气。"

妈妈麻利地把碎掉的盘子收拾了，回厨房简单地做了一道番茄炒蛋。

鸡蛋是前阵子外公还在的时候从乡下寄来的。超市里卖的鸡蛋颜色发白，味道也腥。外公自己养鸡，就常常寄来土鸡蛋，个头较小，打开来金灿灿的，鸡蛋独特的香气也很浓郁。

和妈妈说开后，塔塔觉得自己的想法很滑稽，难道外公看到自己因为他而食不甘味会高兴吗？外公可是最在乎他吃得好不好的人了。

新上桌的番茄炒蛋味道很好。塔塔风卷残云般地吃完碗里那点儿，再去夹，发现妈妈也已经扫空了自己的碗，正要夹菜。两双筷子在空荡荡的菜盘上空尴尬地撞上了。

塔塔和妈妈同时笑了。

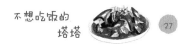
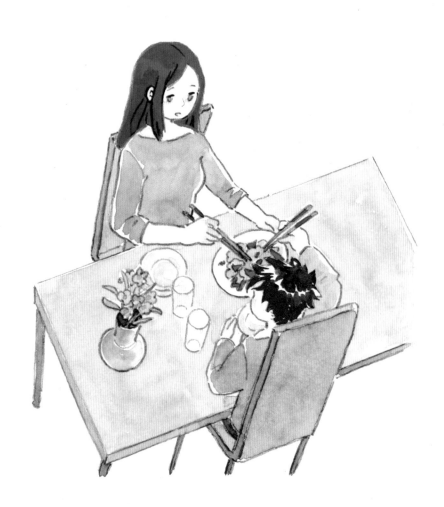

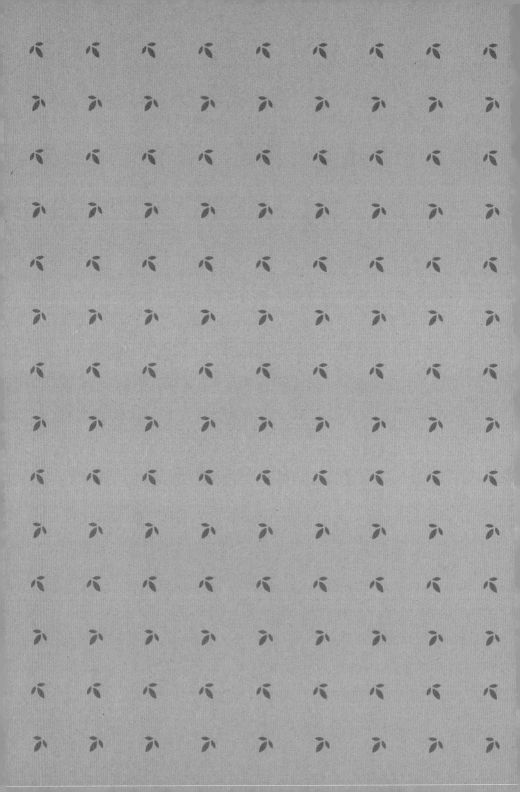

梦中的美味，凌晨的泡面

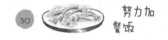

塔塔做了一个梦。

他梦见在一个房间里。塔塔一眼就认出，这是外公的厨房。一边是早年间垒起的土灶，一边是村里通了燃气后新买的燃气灶。摆在一起，有点儿不伦不类。

下一秒，他的眼泪差点儿夺眶而出。灶台前站着一个熟悉的身影，不太高的个子，略微佝偻的背脊，还有那洗到有点儿发白的衬衣。

是外公。

外公转过头来冲他笑了一笑，除此以外什么话也不说，也不理会塔塔，只用眼神和手势示意塔塔在一旁等待。

就像过去无数次发生过的那样，外公自顾自

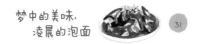

地在忙碌。塔塔期待地站在一边，
看外公又要拿出什么好东西给他吃。

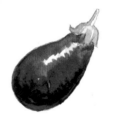

塔塔凑过去看了一眼，外公的
案板上放着一只肥硕的茄子。他还
挺爱吃茄子的。不过，茄子肉质很厚，煮到软烂
颇为不易。而且，由于它特殊的质地非常容易吸
收油脂，如果烹饪的时候不放足量的油，就会有
一股挥之不去的涩味。

塔塔很好奇，外公准备用什么来搭配茄子
呢？看上去并没用到其他材料。

直到外公把做好的茄子端了过来，塔塔好似
真真切切地闻到了那股令人垂涎欲滴的香味，他

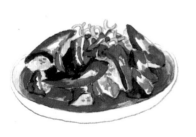

才恍然大悟，是鱼香
茄子！

鱼香是川菜中的一
种味型，用烧制鱼肉的
方法去做其他食材，模

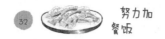

拟鱼肉的鲜美甘甜，譬如著名的鱼香肉丝就是这一种味道。鱼香味既甜且咸，酸辣鲜香，里面必备的调料豆瓣酱和泡辣椒炒制过后的香气浓郁得像炸开一样。

一盘浓香扑鼻的鱼香茄子就放在塔塔面前，可惜他吃不到。无论他怎样着急，手就是不听使唤，才发觉这是一场梦。

可他才不愿意醒来呢，任由梦境中的自己继续演绎下去。

外公瞥他一眼，又回到炉灶前去做菜。这次一番忙碌后，端上来的是白斩鸡。

白斩鸡并不像鱼香味那样具有层次丰富的复

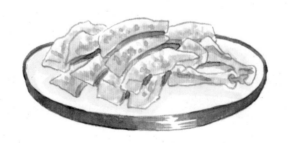

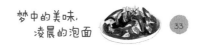

合口味，吃的是鸡的原汁原味。外公教过他，最好要选三黄鸡一类皮厚肉嫩，脂肪丰富的鸡。

白水炖煮到鸡刚刚熟的程度，火候过了，鸡肉就会不再细腻滑嫩。关键是煮熟后要立刻浸入冰水，鸡皮被冰水一激会剧烈收缩，制造出类似黄瓜一般香脆的口感，这也是白斩鸡的特色。

外公每做一样，便往塔塔面前端。只是一遍遍做塔塔魂牵梦绕的那些美食，做好一道，端过来。不一会儿，塔塔的面前已经摆成了一桌宴席。

塔塔看得到，吃不到，难受极了。他也明白了，外公这是记挂他和妈妈。他向梦中的外公保证，以后一定会好好吃饭，也督促妈妈好好吃饭。

才说完，塔塔就醒了，抬头看一眼床头的闹钟，凌晨五点。"外公，你是不放心我吗？"塔塔喃喃自语。

肚子"咕"的鸣叫了一声，塔塔不好意思地挠挠头，原来他是被饿醒的。饥饿的滋味并不好受，

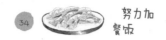

胃里仿佛有千百只小虫子在轻咬，又像有股力量在拉拽。这种感觉像星火燎原一样越来越强烈。

塔塔起来找东西吃。他不会煮饭，冰箱里现成的食物所剩无几。翻来翻去，只找到一桶红烧牛肉味的泡面。他瞥一眼妈妈紧闭的房门，最终还是对泡面下手了。

用电热水壶将水烧开，料包铺到面饼上，将滚烫的水冲入，盖上盖等待三分钟。

平时妈妈不太让他吃添加剂很多的食物。塔塔也觉得那种人工合成的鲜浓，并不如家常做的菜好吃，虽然清淡却回味悠长。梦中端来的鱼香茄子和白斩鸡固然好，可是当他腹中空空的时候，这样一碗泡面也足够满足他的胃。

塔塔想着，偶然吃一次也不会影响健康的。

几分钟，面就泡好了。蒸腾而上的雾气糊了塔塔一脸。红烧牛肉泡面主打的就是味鲜香浓，

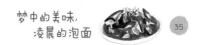

汤底特别醇厚，有微微的辣，不断刺激着味蕾。泡面呢，就是要吃那个热乎的劲头，塔塔将面条略吹一吹，就大口地塞入嘴里。

这样还不够，他仰头将面汤一饮而尽，温暖的汤汁顺着食道缓缓滑入胃中。吃饱的滋味如此美好，感觉身体暖暖的。

他一边吃，一边鼻涕、眼泪就下来了，不是哭了，是吃得太畅快了。

一碗凌晨的泡面俘获了塔塔。他舒服地瘫在椅子上，作了一个决定：以后再难过，也不要傻傻地不吃饭了。

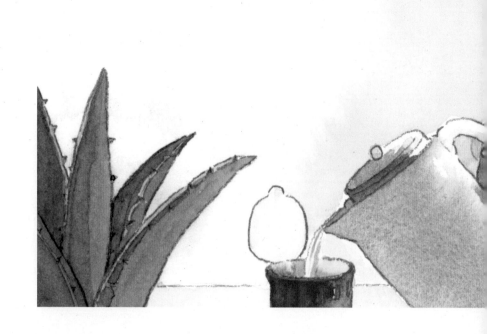

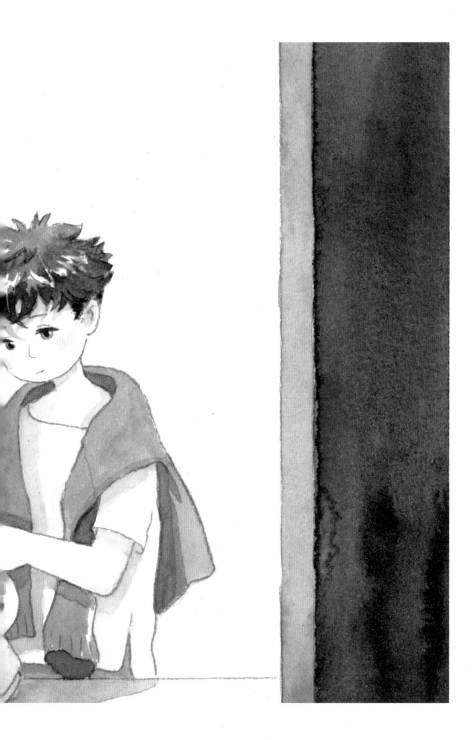

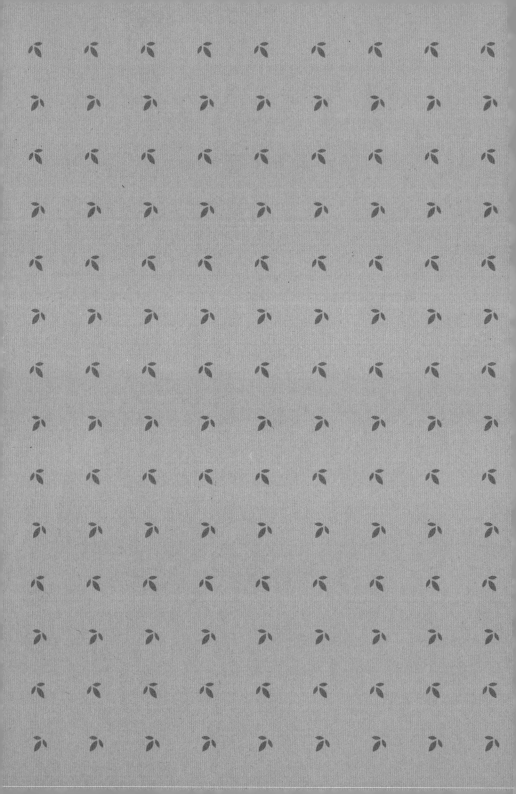

弃捐勿复道，努力加餐饭

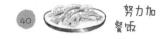

今年的秋天，没有外公寄来的大米，空荡荡的厨房说不出的寂寥。所幸，妈妈早就和外婆约好中秋节回去一起过。

上一次走这条熟悉的高速公路，塔塔的心情有忐忑、慌张，也有恐惧、哀伤。中秋节再走一遍，淡淡的哀伤仍萦绕着，但恐惧已经没有了。

外公家那青灰色的老旧砖瓦房没有一点儿变化，好像从建成的那一天开始就是这副样子。后院的菜园子已经荒废许久了，杂草丛生，长得寸许高了。杂草夺走了养分，原先茂盛喜人的蔬菜瓜果们早已枯萎。村外的田地早已租赁给村子里的年轻人种。外婆身体不好，没有继续种地。

其实二老都有退休工资，妈妈和舅舅又孝顺，

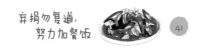

一直劝外公不要这么辛苦。可他就是喜欢，不是为了省一点儿钱。把"好好过日子"诠释得淋漓尽致的人，大概就是外公了。他把生活里的琐事都看得很重要，穿衣吃饭，每一样都必须仔细。这是外公表达对生活的热爱的方式。

再见到外婆，她明显苍老了许多，看见塔塔来了，露出一个真心的笑容，连带着皱纹也挤压成了弯弯的形状。她从厨房里拿了塔塔最喜欢的红豆米糕，这是早早就准备好的。

做完这一切，外婆又坐回了躺椅，塔塔心里忽然就一阵酸软。

"思君令人老，岁月忽已晚。弃捐勿复道，努力加餐饭。"这是塔塔在课外书上看过的两句诗。

失去了珍惜的人，固然会让人伤心憔悴。可是每个人都在尽自己所能地走下去，只希望所思念的人和自己都能保重身体，好好吃饭。若能等到相见的那一天，两个人还是最好的样子。

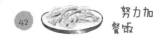

　　塔塔看向桌子上这碟红豆米糕，这是他在外公这里吃到的东西，也是他最喜爱的一道点心。以后，他只要吃到这道点心，便能想起外公。

　　努力加餐饭，是对亲人最美好的祝愿，也是对自身最积极的鼓励。

　　舅舅拖了一张折叠圆桌在院子里展开，他建议大家就这样露天围坐，吃完晚餐便可以直接抬头赏月，风雅有趣。表妹琳琳很捧场，鼓掌叫好。

　　妈妈爱怜地捏了一下琳琳的脸蛋："你的脸就像月亮一样圆，大家欣赏你就好了。"

　　晚餐由外婆包办，菜式并不丰盛。几碟凉拌菜，清炒时蔬，两条当季的鱼，一条红烧、一条清蒸。又炖了一个鲜藕鸡汤。胜在分量足，几个人吃也绰绰有余。

　　因为外公手艺高超，又喜爱做菜，一般家庭聚餐，是由他主厨。外婆就在旁边备备材料，或是简单弄一个小菜。

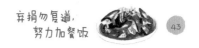
塔塔低头啜饮了一口鸡汤,美好悠长的鲜味让他忍不住咂了一下嘴。没想到,外婆做的菜虽然没有外公那么隆重精细,却也带着家常随意的亲切气质。

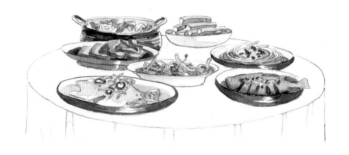

餐后的月饼是中秋节的重头戏。外婆拿出早就准备好的月饼,各种口味都有。京式的,广式的,苏式的,都摆了一些出来。月饼堆叠在一起很好看。

京式的月饼塔塔很少吃。北京曾是帝都,所以京式月饼的风格也带着一点儿大气高贵的特色,制作程序比较复杂。外皮酥松,油和糖加得不多,清淡甜美。

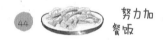

广式月饼就比较常见了，外皮很薄，焙烤成色泽油亮的金黄色，压成花的形状，还印着几个吉祥字。莲蓉和蛋黄的馅心是广式月饼的特色，琳琳最爱吃这一种，一口气吃了不少。

另有几只月饼，夹着玫瑰、百合之类，外面的酥皮层层叠叠，也是外公和外婆堂屋那只点心匣子里常备的。这是苏式的做法，比芝麻酥、花生酥之类甜度低一些，却也够甜了。为了让饼皮层层起酥，猪油做的油酥放得很多，散发着动人心魄的香味。外婆年纪大了，不能肆意吃甜食，却也吃了好几块苏式月饼。

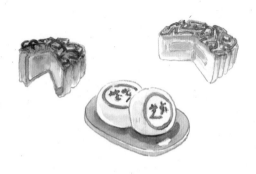

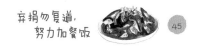

各地口味不同，用食物寄托思念的心意却相同。

天色逐渐暗下来，万众期待的月亮升起来。夜空虽然晴朗无云，却一颗星星也看不见。塔塔知道，这是满月的光芒太盛的缘故。

大家仰起脖子欣赏皎洁明亮的月亮，塔塔在偷偷看着桌边的其他人。就着屋外不太明亮的煤油灯，每个人的脸上都蒙上一层温柔的雾。

外婆面无表情，皱纹在她脸上画下深浅不一的痕迹，眼睛却亮得发光；舅舅和妈妈脸上挂着久违的笑容；小表妹琳琳拿着半块月饼啊啊地叫，不知道在高兴些什么，舅妈在一旁柔声逗弄她。

幸福，也就是这个模样吧。

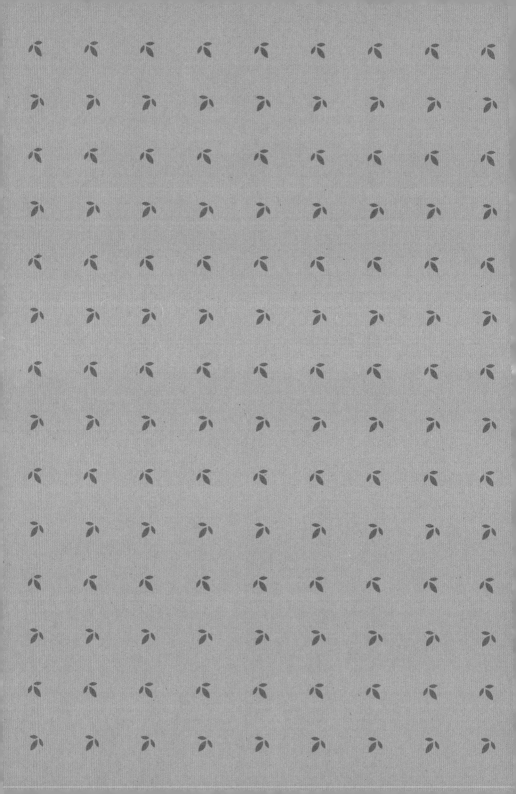

好好吃饭，天天向上

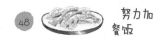

❧　　❧　　❧

时间快得令人心惊。关于外公去世那天的事情，不过几个月，塔塔已经记不大清楚了。他的生活回到了日常的轨道，每天两点一线地往返于学校和家里。

午餐时间，塔塔领好自己的盒饭，认真地吃了起来。哪怕学校的饭食并不如外公做的那么可口，哪怕外公去世的悲伤还笼罩在他的心头，吃饭怎可怠慢？

他试着放下多余的念头，只专注于面前的餐盘，学着好友小胖的样子，在心里对一道道食物作出点评。

"你学会了？怎么样，这种方法有没有让不好吃的食物变得好吃一点儿？"

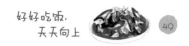

路过的小胖拍拍他的肩膀，表示孺子可教也。

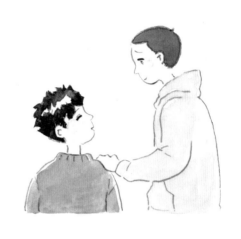

人在悲伤的时候不想吃东西，是有一定的科学依据的。食欲的振奋往往伴随着身体和情绪的兴奋，身体会分泌出让人感到愉悦的物质，继续刺激人对食物的欲望。而当人情绪低落的时候，自然也就没有这些了。

所以，越是在这样的时候，越是要让自己吃。因为吃到美味的食物或感到饱足的时候，大脑也会分泌让人感到愉悦的物质。越吃，就越快乐，悲伤也就自然被甩开了。

人是肯定要吃东西的，不吃东西会饿死。吃东西既然是一件必须要做的事情，那么为什么不做得开心一点儿呢？

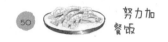

所以，塔塔现在挺开心。

叶老师早就知道了塔塔家发生的事情。这些日子以来，她一直在不动声色地观察。觉得塔塔吃午餐的精神挺好的，心下也微微放松了些。

下午是体育课，老师安排了自由活动。这是小胖每周最期待的时候，他又可以尽情玩耍了。不过，这次他玩得有点儿过头，在玩泥巴的时候不小心把塔塔的衣服弄脏了。

塔塔回教室拿纸巾，走到门口，忽然听到里面传来嘤嘤的低声哭泣，发现是坐在靠窗那一排的佳佳。她长得像个洋娃娃，是班里很受欢迎的女孩子。

塔塔和佳佳不熟，话都没说过几句。但出于关心，塔塔上前询问。

佳佳抽噎半天，才把事情讲清楚。原来，她天生头发偏红，早上在楼道里遇到管仪容的值日生，对方误以为她染发，批评了她。她觉得自己

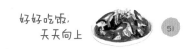

没错，态度很强硬，没有好好解释情况就冲值日生发了火。值日生误以为她不遵守纪律，就报告了老师。

这不是什么大不了的事情。只是佳佳脸皮薄，一时间有点儿想不开，气得连午餐都没吃，一个人躲在教室偷偷哭。

相比于亲人离去的悲伤，佳佳此时的悲伤几乎可以说是微不足道的。可塔塔并没有轻视这一份伤心，心想：难过的时候也要好好照顾自己啊，怎么能不吃饭呢？

塔塔走上前，也不说话，只是拿出纸巾递给佳佳，静静地等她哭完。随后从口袋里拿出一包点心，是小胖给他的蜂蜜麻花，

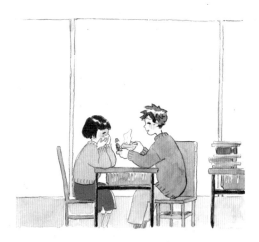

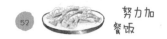

塞到佳佳手里。塔塔听说，甜食能让人放松心情。

佳佳稍微愣了一下，但很快，她就开始嚼起了香脆的麻花。用力地嚼着，那些愤愤不平也随着牙齿嘎吱嘎吱地上下张合，跟麻花一同被嚼碎了。

其实这个招数，他是从外公那里学来的。外公用冬瓜糖哄妈妈，也一样用水果硬糖安慰他。如今他有样学样，拿麻花来安慰佳佳，确实非常有效。

佳佳终于破涕为笑，将手里的麻花递给塔塔，意思是两个人一起分享。

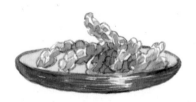

她露出牙齿无忧无虑地笑起来的样子，有几分像小表妹琳琳。塔塔的心情也像午后被清风吹

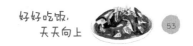
走云彩的天空，一片晴朗。他的朋友，又多了一个。

未来会怎样呢？塔塔也不知道。

大家来到这世界上，每个人都有不一样的精彩故事。只不过有两样是不变的，开头是出生，结局是去世。外公只是在某处等着他。

塔塔现在可以大方地承认，他思念外公。正因为如此，他才不能叫外公失望，他要努力去做好生活中每一件小事，一点儿一点儿长大，再去做更多的小事。那么，从哪里开始做呢？不如，就从好好吃饭开始做起。

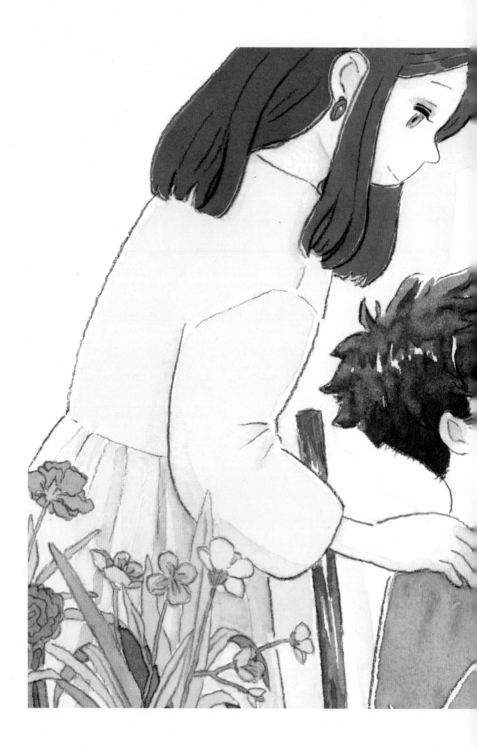

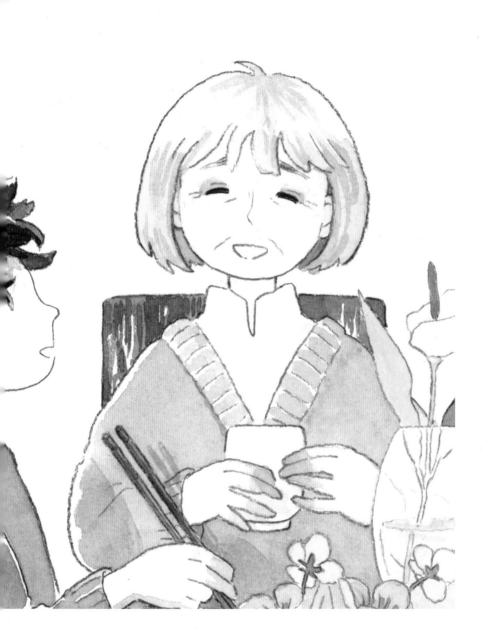

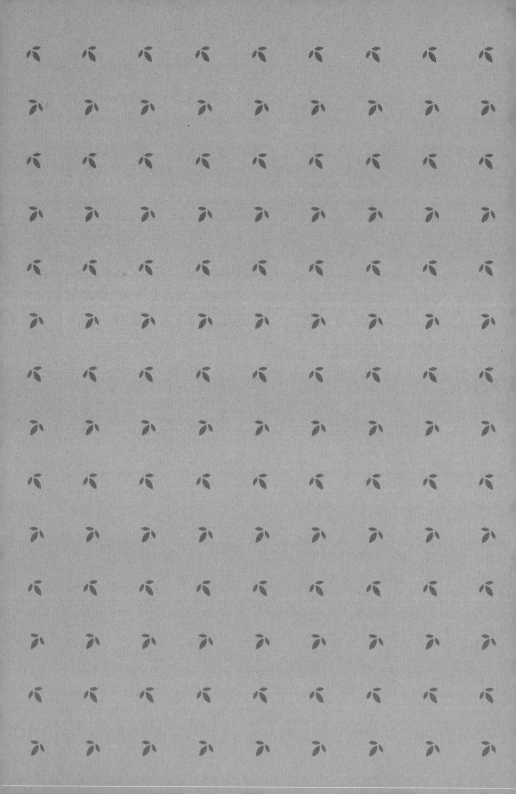

美食小课堂

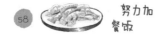
面 疙 瘩

在喜爱吃面食的北方，面的种类繁多。明明同样是面食，只是用不同的方式做出来，就会具备完全不同的风味。制作面疙瘩，需要将揉好的面团揪成小块，一般会直接下到做好的汤底里，汤吸收了一部分面粉，变得香浓黏稠。如果喜欢筋道耐嚼的口感，就可以用鸡蛋代替水来揉面，并将面疙瘩揪得大块一些。

对于牙齿或是消化系统比较娇弱的老人和孩子，还可以做疙瘩汤。和面的时候多加入一些水变成面糊，让面糊透过漏勺等工具流入汤里，面块更小，和蛋花打在一起变成易消化的糊状。

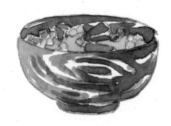

蛋 黄 酥

中式点心很早就参透了油脂的妙用，用面和油制作成的油酥，可以帮助厨师制作出层次丰富、香脆起酥的酥皮点心。用普通的面皮擦上油酥，层层卷裹后擀平，表面看似只有一块面皮，实则内里早已千回百转，数不清有几层了。

蛋黄酥的外皮是抹了蛋液后烘烤得金黄的多层酥皮，中间用一层绵密的红豆沙过渡，内里是一整颗口感如流沙般细腻的咸蛋黄。切面整齐漂亮，微黄的酥皮、殷红的豆沙、金黄的蛋黄，构建成一颗小巧的点心。不过，蛋黄酥看起来不起眼，实际高油高糖，热量很高。吃的时候，一定要有所节制。

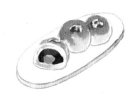

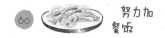

藕　粉

　　《红楼梦》里，食不厌精、脍不厌细的贾府人曾经吃过一味糕点叫桂花藕粉糖糕。桂花和藕的搭配屡见不鲜，制作出来的点心口感不过于甜腻，反而清甜高雅。藕粉和桂花的香气沁人心脾，让人仿佛置身于山水园林之中。能够用藕粉制作成糖糕，是利用了它遇热水会凝结成晶莹的果冻一般的胶状这一特性。

　　藕粉是用莲藕加工得到的。面对不再鲜嫩、口感发面的老藕，一个绝妙的处理方式就是将它们制作成藕粉。将藕磨成藕浆，沉淀漂洗，最后留下的固态物质就是藕粉。比起鲜藕，它保存时间更长，而且可以泡成营养价值丰富的藕粉羹。加入鲜果、干果和砂糖，冲泡开的藕粉泛着樱花一般娇嫩的微红，成了茶余饭后一碗精致的甜品。

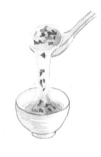

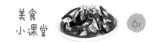

冬 瓜 糖

老式的零食中，有一种外形如碧玉条一般的冬瓜糖。并不是比喻，冬瓜糖真的是利用冬瓜这种并无甜味的菜蔬为原料制作的。把冬瓜削去瓤和皮，只取中间青白色的肥厚果肉，用可食用石灰水浸泡数次，冬瓜的质地渐渐变硬了，不容易煮烂。用白糖腌制几天，最后还要经历糖浆的熬煮，等到糖汁收干，在冬瓜糖的表面形成一层细霜似的糖粉，就做好了。

冬瓜糖外表看起来清淡透明，实际上口感偏甜又肥腻，如今在市面上已不大见得到。但它仍然是许多人珍贵的童年回忆。

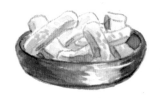

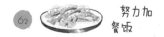

鱼香茄子

中餐文化博大精深，充满了从古至今厨师们的奇思妙想。厨师经常会用其他毫不相关的食物去模拟一种食物的色香味。比如著名的鱼香肉丝、鱼香茄子，里面并无鱼肉的踪迹。鱼香实际上是一种特殊的味型，用固定的一些调料如四川豆瓣酱、泡椒、酱油、糖等调出咸、甜、酸、辣、鲜、香兼具的味道。

起初，四川当地的居民用这样的调味方式来做鱼，可以很好地去除鱼的腥味。这就是"鱼香"名字的由来。在一次无意的尝试中，人们发现鱼香调料和其他食材也有很好的搭配效果，尤其是茄子这样需要重油、重调味的食材。在浓郁酱汁的调和下，茄子变得软烂，完全地吃进了"鱼香"的味道。

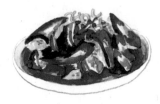

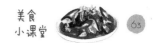

月 饼

　　每年的农历八月十五是中秋节，这时节月亮大而明亮，是一个团圆的节日。按照传统习俗，家人应该团聚一堂，品月饼、赏月。

　　中国地大物博，一枚小小的月饼也根据地理位置的不同而千变万化。比如江浙地区的人们喜爱吃苏式月饼。油酥皮制成小小的圆形月饼，里面包裹枣泥、豆沙、百果等馅料，散发着浓郁的猪油香气。而京式月饼不会用那么多的熟猪油，皮更厚一些，甜度比较适中。有名的自来红、自来白月饼就是京式月饼。

　　广式月饼自成一派，它皮薄馅大，外表通常是扁扁的圆柱体。饼皮是刷了蛋液烘烤而成，呈现出诱人的金黄色。知名的莲蓉蛋黄馅，就是广式月饼的传统馅料。

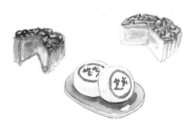

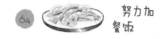

麻 花

麻花是一种香脆可口的油炸面食，它的特点便是那错综复杂的形状。将几根发制好的面拧成交错的形状，就像编麻花辫的手法一般。入锅炸至金黄酥脆，就算完成了。人们当然不甘于吃如此普通的麻花，用很多方法替麻花增色。在炸好的麻花外面裹上蜂蜜，再利用其黏性沾上坚果、芝麻，这就是蜂蜜麻花。

麻花有大小的分别，大麻花可以当零食或主食，小麻花还能拿来佐餐。喝面茶、汤粥的时候，可以撒一些麻花碎，丰富口感。

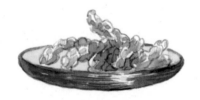

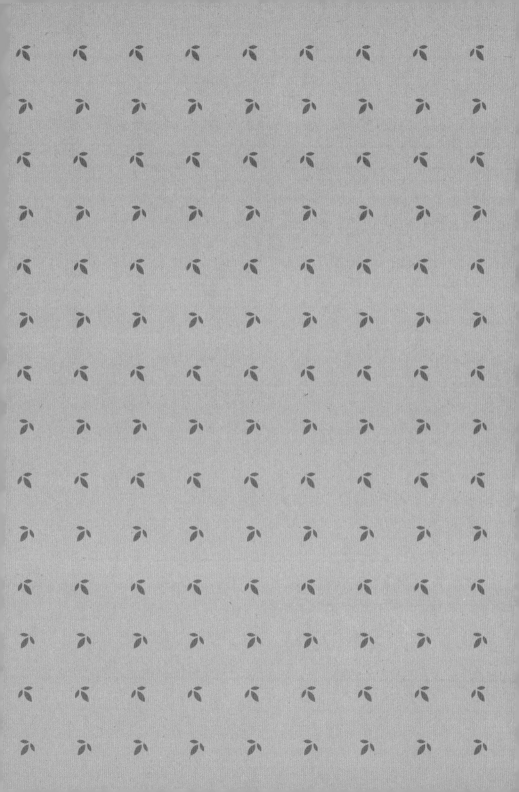

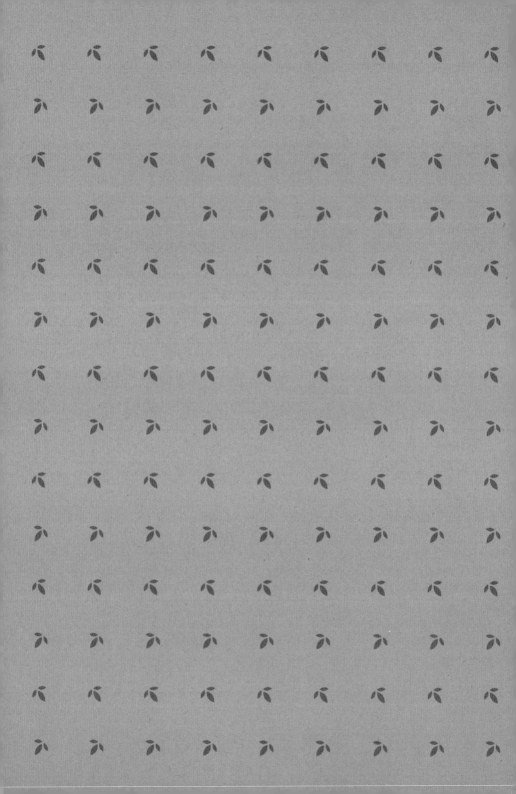

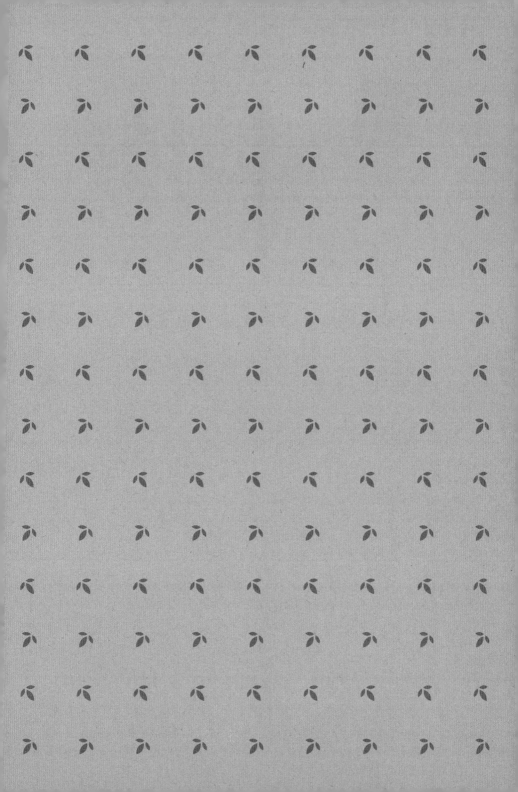

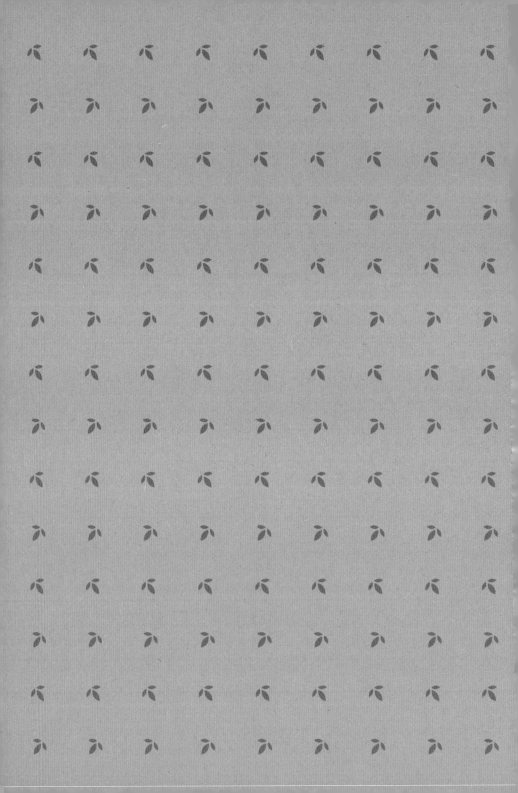

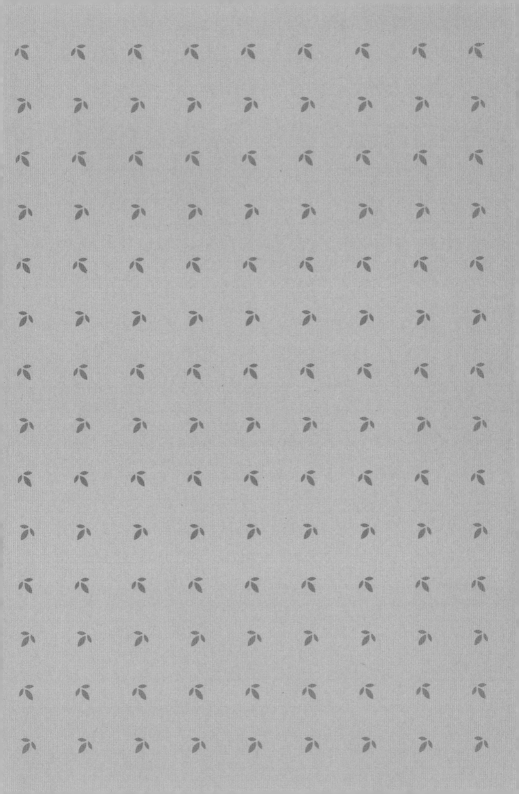

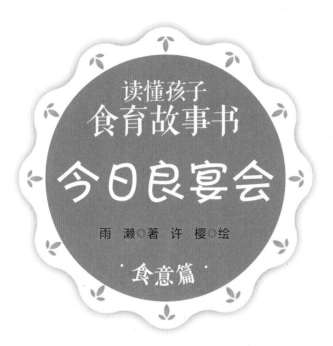

读懂孩子
食育故事书

今日良宴会

雨 濑◎著 许 樱◎绘

·食意篇·

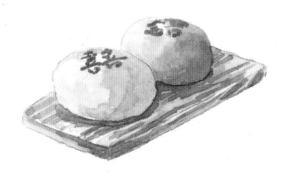

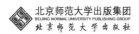

北京师范大学出版集团
BEIJING NORMAL UNIVERSITY PUBLISHING GROUP
北京师范大学出版社

❦ 前 言 ❧

随着社会物质水平不断提高，大部分人吃饱已经不再是难事。我们逐渐看到人们在饮食上的更高追求：食材更昂贵，外形更精致，背后的故事与文化更有讲究……看到这些，我不禁有些恍惚，仿佛物资匮乏的年代已是久远的历史。可是与此同时，我却发现，人们从食物上获得的快乐似乎变少了。

一个朋友抱怨生活无趣又忙碌，我建议她可以亲手烹调一些小菜，来为自己制造一点儿有趣的惊喜。她拒绝了，说吃外卖就好，反正都是差不多的味道。我又想到，母亲曾欣喜地与我说，在她十二岁那年，吃到了人生第一支冰棍儿，虽

然只是一支没有奶油的老冰棍儿，却也让几十年后的她记忆犹新。我越发困惑，执着地思考着，食物与人心的联系，究竟是什么。

我是个爱好美食的人，这些年走过不少路，尝过很多食物。我希望用自己对食物的浅薄见解与思索，让孩子们增添一份对生活的踏实感，从食物中学到更多的人生哲学，同时，我也希望能够激发孩子们勇于探索新事物的勇气。这便是我创作"读懂孩子·食育故事书"最朴实无华的初心。

本系列故事分为三部，第一部为"食材篇"，介绍了生活中常见的几类食物。城市的繁荣，虽然让孩子们变得衣食无忧，但是也遮挡了他们在大自然中发现美的视线。高楼大厦覆盖了孕育人类的泥土，可人必须要吃饭这件事却无法改变。吃饭这一件小小的事情，成了孩子和自然最重要的联系。他们吃着软糯的米饭、喷香的肉、脆嫩的蔬菜时，是否会去思索，盘中餐是从何而来，又经历了什么。"食材篇"通过讲述主人公与不同

食材之间的故事，希望能唤醒孩子们的"生活感"，让一日三餐给予孩子们心灵的安宁与温暖。

　　曾经，在医院的病房里，我见过一个小男孩。他吃着护士送来的药，苦得眼睛都眯了起来。我递给他一颗糖，他含在嘴里，笑得眼睛又眯了起来，开心地说："好甜！"当看他吃糖的时候，我落下了眼泪。小男孩问我为什么哭，我说："糖好酸，酸得我眼泪都掉下来了！"对于这个小男孩来说，味道本身是纯粹的，苦就是苦，甜就是甜。他肯定不能理解，为什么明明是甜味的糖，我吃着却觉得心里好"酸"。因为那时候的我经历了许多难过的事，看见他的笑脸，我觉得做一个孩子真是太好了。成了大人，很多时候，酸、甜、苦、辣都不再是本来的味道了。从那时起，我就很想为孩子们写一些关于味道的东西。一直以来，中国的文化就很喜欢用食物之味去比拟人生之味。看看这些词：心酸、甜蜜、苦涩……似在说味，又不在说味。在我不算漫长的人生里，我吃过五

湖四海各种各样的美食，其中不乏稀奇古怪、难得一见的食物。要我说，即便是成千上万种食材，烹饪后的味道大致也不过是我们熟悉的那几种：酸、甜、苦、辣、咸、鲜……于是，便有了第二部——"味道篇"。在这一部里，我着重讲述了六种味道大概来自哪些食物与调味品，又用大量的比喻和不同维度的描写，结合小主人公自己的人生经历，帮助孩子们理解味道背后的故事。对于这样抽象又复杂的话题，孩子们可能理解起来有些难。但小学中高年级这样的阶段，做这样的启发是十分恰当的时机。人生的滋味和饮食的滋味，究竟能让我们学会什么？通过对味道的阐述，希望孩子们能够了解"人生百味"，开启对于人生的思考。

　　在三部中，最后一部"食意篇"是我最喜欢的。在这里，我想给孩子们展现食物的诗意与美丽。很多孩子会质疑：食物有什么美的呢？表面上，美食固然和我们的口腹之欲相关，不像绘画、

弹琴那样高雅。但在我看来，美食的美比艺术的美更多了一份人情味。在"食意篇"里，细心的读者会发现，每一个故事的标题都选用了古诗词里和食物有关的句子，譬如"努力加餐饭""把酒话桑麻"。故事突出烘托食物与时令的关系，也写了更多引人思考、富有哲理的内容。像《努力加餐饭》里，我谈到了小主人公亲人去世这个话题。可能很多孩子对于这个话题十分模糊，也有些恐惧。我能做到的，就是用"好好吃饭"这个概念鼓励孩子们体会生命本身的意义，尽早地树立正确对待生命的观念。有人曾提出，"食意篇"中的几个故事是否稍显悲观，不够阳光，我思考以后，还是决定将核心保留。教育的一个目标，是让我们的孩子更好地适应社会。所以，让孩子提前建立一些对真实世界的认知其实是必要的，如书中介绍了一些价格高昂的食材，我认为，看过书的孩子反而可以满足自己的一些对奢侈生活的好奇心。真心希望孩子们能对世界上的食物有一个正

确的认知，不因食物的贵贱而随意评判食物和吃食物的人。食之意，在于对人间百态的通达理解。透过饮食，孩子们能看到更大的世界，加深对美的认识，加深对生活的热情。

　　读完这套书，如果小读者能说一句"我会好好吃饭"，能更认真地对待一餐一饭，就是对作者我莫大的肯定了。

2022 年 4 月 29 日

目　录

林家菜馆的满月酒

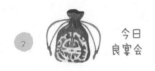
🌱 　 🌱 　 🌱

　　塔塔家楼下林家菜馆的老板林叔有个比塔塔大十来岁的儿子，去年结了婚。虽说没赶上喝喜酒，但喜饼和喜糖在邻里间也散发了一大拨。现

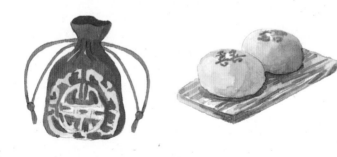

在林叔的孙子满月了，为了答谢邻里们平日的照顾，他要在自己餐馆里摆几桌酒席宴请大家。

　　作为相熟的邻里，塔塔一家也应邀参加了。

　　新生儿降生实在是值得庆祝的事情。亲戚朋友家小孩的洗三、满月酒、百日宴，塔塔都会去，

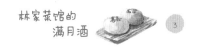

虽然他自己还没有长大，但面对那些糯米团子似
的小婴儿，也由衷感到欢喜。

约定的时间到了，塔塔和妈妈换上一身新衣，
郑重地赴宴。

平日里熟悉的林家菜馆，此刻打扫得窗明几
净。里面用餐的方桌全被收了起来，取而代之的
是几张大圆桌。天花板上装饰着彩灯和彩带，收
银台那一侧挂起了欢迎的横幅。林姨立在门口
迎宾。

酒席一般都有座次的讲究，塔塔就去问，林
姨摸摸他的头："随便坐。"

每一张圆桌上还摆了一张菜单，并没有明确
写出是什么，都是些吉祥话。塔塔默读：龙凤呈
祥金玉配，小荷才露尖尖角，十全十美合家欢……

塔塔盯着这些菜名犯愁，这都是些什么呀？
林叔也太有创意了吧。

待来宾满座，林叔穿着一身不知从哪里弄来

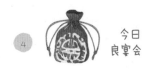

的西服，隆重登场。他没讲太多，只是表达了自己对小孙子出生的喜悦和盼望，希望大家吃好玩好。拍拍手，便正式开席了。

随着菜肴一道道摆上了桌，塔塔才知道那些花里胡哨的名字究竟是什么菜。

小荷才露尖尖角是一道清蒸春笋芽。只选取春笋尖部最嫩的部分，底下垫上切得薄薄的火腿片，火腿片下再垫一层荷叶，入锅蒸熟。远远看去，笋尖上挂着晶莹的水珠，荷叶的清香飘散，恰似一个个待放的花苞。

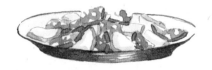

十全十美合家欢就霸道了，听名字便知道，这是一道内容丰富的菜品。一个巨大的锅里炖煮着鲫鱼、河虾还有羊肉，几只瘦小的六月黄螃蟹点缀其间，表面铺着肉皮、肉卷、鱼圆。汤是下午就开始

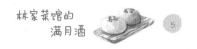

煲的，此刻已熬得如牛奶般浓稠，散发着耀眼的金黄。鲜字由鱼、羊组成，这道合家欢有鱼有羊，可以想象，喝一口必定鲜得毛孔都要张开了。

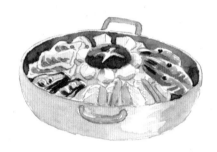

和林家菜馆售卖的家常饭菜不同，桌上的菜全部是林叔精心挑选准备的。肉禽蛋奶，河海生鲜样样俱全。

不过，与正式的宴会相比，气氛轻松随意，更像是一场家宴。来宾是顾客，亦是朋友、家人。店里的音响放着舒缓、欢快的音乐，大家不再客气，大快朵颐。席间不断有人向林叔一家敬酒，说着祝福的话。

吃到一半，林叔的儿子抱着满月的孩子出来

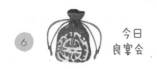

了。大家的注意力立刻转移了过去。

几个阿姨看完争吵起来，一个说像妈妈，一个说像爸爸，还有一个说和林叔长得一模一样。

一个月大的小婴儿，眉目都还没长开，哪里看得出长相呢？他闭着眼睛在睡觉，浑然不知自己已经成了焦点。

林叔怕吵醒孩子，让人看了一阵就让他儿子把孩子送回去了。大家的注意力又回到菜肴上。

林叔忽然故作神秘地说："谁能看出今天的菜有什么不一样？"

塔塔横看竖看，半天才发现窍门：桌上的食材有一个共同点，羔羊肉、春笋尖、嫩豆腐、童子鸡，全都是生机勃勃的鲜嫩食材。这隐隐寓意刚降生的宝宝的人生阶段。塔塔赞叹，这已经不是精巧的构思了，只能是极其用心才会想出来的点子。

忽然林姨捧着一盘子小碗走了出来。

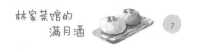

"主食来了！"

吃得心满意足的大人小孩们，正三三两两站起来走动聊天，立刻又回到桌子边，立马摆出一副正襟危坐的样子。塔塔觉得有点儿好笑，什么主食有这么大的魔力？

一碗香浓的肉汤里漂浮着细细的面条。这面条不同寻常，豆腐丝一般粗细。上面点缀着零碎几块肉和几片香菜叶子。

林叔介绍，这是面线。他祖籍福建，面线是他们那里的特色。在当地，满月酒、婚宴一类的场面是一定要上面线的。面线虽然是面，但做得纤细柔滑，汤汁添加了淀粉，和面线融为一体。吃的时候甚至感觉不到面条的粗粝。再一翻动，肉汤里居然暗藏着两个圆溜溜的剥光的鸭蛋。

林叔说，鸭蛋象征着平安，而面线丝丝缕缕，绵延

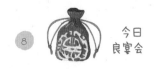
不断，预示着长寿。早些时候，必须统统吃光才符合礼节。不过现在已不像过去那么刻板了，吃不掉也无妨。

虽然塔塔肚子已有七八分饱，但是听到这里，他还是大口地吃起来。

还有比新生命的降生更让人充满无限希望的事情吗？他必定要吃光以表达心中的祝福。

宴席已到尾声，宾客们酒酣耳热。耳边不时传来欢声笑语。有人用筷子轻轻敲着玻璃酒杯的边沿，念起了诗句：

　　　　今日良宴会，
　　　　欢乐难具陈，
　　　　弹筝奋逸响，
　　　　新声妙入神。

即使桌上只余残羹冷炙，杯盘狼藉，也难掩

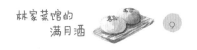

宴席的欢乐。

塔塔觉得，他真的喜欢宴席，喜欢欢庆的场合，喜欢人们脸上真心的笑容。

不愉快的庆功宴

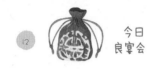

塔塔仔细回想参加过的宴席，也不是所有的都让他觉得很快乐。

有一次爸爸想塔塔了，但交际应酬又推不掉，索性带上塔塔去了公司的庆功宴。

富丽堂皇的酒店宴会厅里排布着几十张圆桌，全都铺着光洁的白布。桌上已摆了一圈凉菜，还有鲜榨果汁和一些酒，正中央摆着宴席菜单。

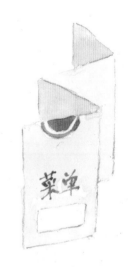

塔塔跟随爸爸在其中一张桌子落座，看宴席菜单是塔塔热衷的环节。相比林叔办的满月酒，菜单上写的菜名就直白多了，直截了当地说是什么菜，长长一串。

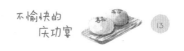

隆重的宴席饮食里应当至少包含干果、鲜果、冷盘、热荤、鲜蔬、汤水、甜点、主食等，菜单上一应俱全。这是自古就有的规矩，因为宴席多为重要场合，讲究的是十全十美，要面面俱到才好。

看来，爸爸他们的庆功宴还挺正式呢。

不一会儿，宽敞的宴会厅已济济一堂。但此时还不到吃饭的时候，要先等领导讲话、颁奖仪式等一系列程序过后才能动筷。爸爸也上台拿了个小奖。

坐了几乎快一小时，热菜还没开始上。塔塔有点儿饿了，可周围人都严肃地端坐着。塔塔也不好意思瞎动，连连换了好几个坐姿。

爸爸轻轻捏了捏塔塔的手，悄悄在他耳边笑他："还好你不是古代人，听说古代一些正式的宴席要吃大半天，还不能上厕所呢。"

直到塔塔喝了半肚子果汁，台上的公司领导

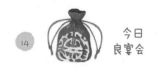

终于大手一挥，开席！接着，穿着统一服装的服务员们便从两旁有条不紊地开始上热菜。

上菜顺序也是很有讲究的。凉菜是最先上来的，因为凉菜大多清爽开胃，起到抛砖引玉的作用；热菜要先上清淡口味的，后上浓郁口味的，这是怕口味重的菜破坏了味蕾的感受；蔬菜和肉食要搭配得宜，免得连续上了大鱼大肉让宾客感觉到油腻。

不一会儿桌上就摆满了菜肴，大大小小、圆圆方方的盘子错落有致，俯瞰如花团锦簇。但此时仍旧不能立刻大吃特吃，要等身份最高、年龄最长的人动手后方能吃。这也是餐桌礼仪，是对人表示尊敬的意思。

塔塔正好观察一下桌上的菜。

席间不乏生猛海鲜、时鲜山珍。塔塔一眼就看到了一盘清蒸帝王蟹。帝王蟹张牙舞爪、气势汹汹地盘踞在桌子正中央。难得一见的松茸菌菇

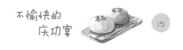

煲在金黄飘香的鸡汤里。蒜蓉蒸鲍鱼里每一只鲍鱼都小小的，上面淋着鲜甜的豉油汁。基围虾正当季，颜色红彤彤的，虾肉饱满得快从壳里胀出来了。

可怜塔塔口水都快泛滥成灾了，还要等大人们寒暄许久才能动筷。他不禁在心里哀叹一句，吃宴席的规矩可真多。

塔塔自顾自地埋头吃，可身边的大人们心思似乎不在美食上。爸爸和同事们推杯换盏、觥筹交错，不停地聊些他听不懂的事情，喝好几口酒才不情不愿地夹一口菜吃。怪不得爸爸胃不好，天天都不能好好吃饭。

不过，塔塔既然来了，便不能辜负美食。宴席的菜大多都挺好吃的。一来，出自专业厨师之手，二来，制作得更美观精细。宴席的菜和家常的菜是有一些区别的。食材会选用更高档一些的，寓

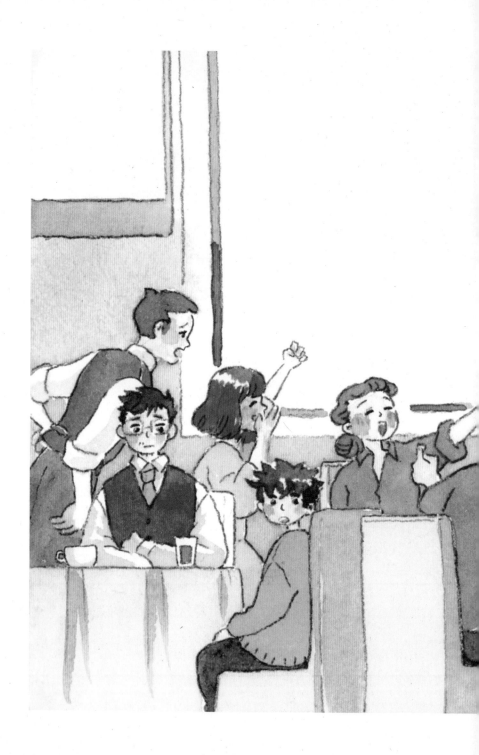

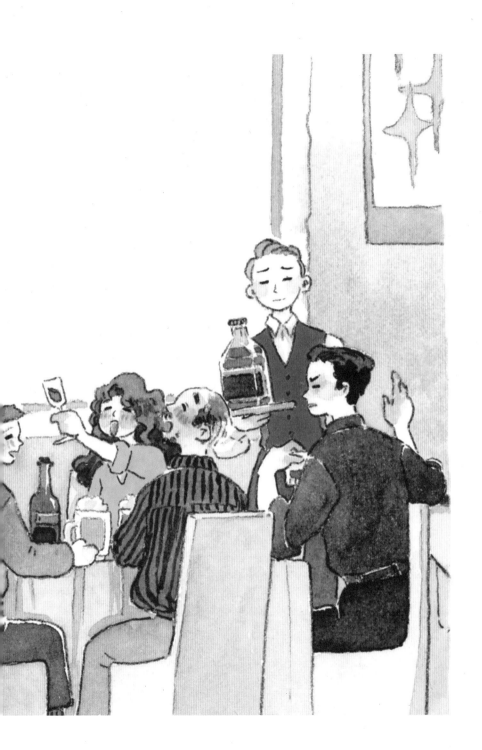

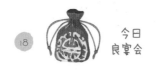

意也要好。有的食材为了外在的形式，甚至可以牺牲一点儿味道。

塔塔的筷子一直都在夹菜，忙得没有一刻停歇。

帝王蟹展开蟹腿似有半米长，尖锐的小小突起遍布蟹壳。掰下一条蟹腿拿在手里，就像举着一根肉骨头。蟹腿里面满满全是蟹肉，肉是一丝一丝的，甘甜又鲜美。旁边还有几种小海鱼，塔塔认不全，只知道是用香葱炸出来的油红烧的，口感丰腴。

忽然，大厅一侧人群骚动起来，一个叔叔似乎瘫倒在了地上。不一会儿，救护车来了，那个叔叔被抬走了。

塔塔带着疑问看向爸爸。

"喝多了。"爸爸很淡定，看来这种场面他见多了。

"为什么喝这么多？"

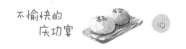

"为了面子。"爸爸解释说，别人敬那个叔叔的酒，他不好意思不喝，酒量又差，造成了这种局面。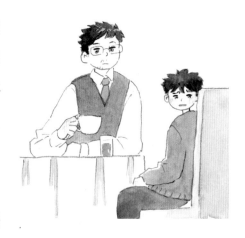

塔塔理解不了。

因为有人喝酒喝到进医院，所以庆功宴草草结束了。塔塔难得吃了美味，却心情郁闷。

面子究竟是个什么东西？

爸爸也有点儿无奈。文化发展到一定程度，总有好与坏。比如欢庆隆重的宴席延伸出的酒桌文化，谁喝得多，谁就更有诚意。人们难免因为传统而被迫做一些事。

塔塔喜欢喜宴，喜欢人们因为真心喜悦、想庆祝而聚集在一起，分享美食。但今晚这样的宴席，他实在喜欢不起来。

中国的宴席文化

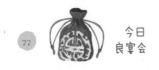
中国人对宴席的偏爱持续了千百年。

中国是礼仪之邦，宴席这种形式脱胎于礼，最初的目的也是为了社交和教化。

按照规格，可以分成国宴、家宴、茶会之类；按照主题，有婚宴、寿宴、生日宴等。总之，宴席是具有特殊目的和礼仪标准的聚会。时至今日，宴席早已发展出千变万化的形态，甚至演变成了一些特定的文化形态，而那些宴席又再度转化为新的文化符号。

譬如世人皆知的满汉全席吧，传说中是清朝宫廷宴请的最高标准，全宴足足有一百〇八道菜。

不过从记载的菜单来看，也够奢侈了。光是第一轮的羹菜、烩菜就有十道，名字看起来也十

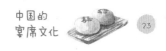

分名贵，燕窝鸡丝汤、鱼肚煨火腿什么的。此后还有五六轮热菜，每一轮都是十几道地上，油炸、烧烤、白煮的各色山珍海味，凉的、热的下酒菜，点心，水果。加起来确确实实有一百多道。清朝时期满族与汉族饮食文化交融，故称满汉全席。

塔塔在看书的时候，还了解到不少其他的古代名宴。唐代学子科举中榜或是官员升迁，需要款待前来庆贺的客宾，这样的宴席统称为"烧尾宴"。名字听起来怪怪的，其来历说法很多，也不知道哪个真，哪个假。一说鲤鱼跃龙门时会被雷击中，鱼尾被烧焦。

现存的一份烧尾宴食单里面就有五十几道菜，这还是在残缺不全的情况下，菜肴、汤水、粥饭、点心俱全。可见在唐代，宴席文化就发展得很全面了。

菜名或诗意盎然，或妙趣横生，巧妙地概括了菜品的特点。点心类里的玉露团，注释为奶酥

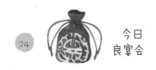
雕花，意即一种雕饰成华丽形状、加了牛奶的酥皮点心。名字风雅清新，令人一听便能想象出它的雪白可爱。又比如菜肴类中的光明虾炙，活虾烤制，用光明来形容，足见这道烤虾的鲜红滚烫。

唐朝繁华强盛，各国来朝。物产丰富了，饮食自然也讲究了，从这一份小小的宴席菜单就可窥见一斑。

不过，这些珍贵的宴席早已在失落的历史中寻觅不到影踪，即使有寥寥文字记载，也因为古今习惯不同，难以复原全貌。

幸而，也有不少保存至今的宴席。

古都洛阳的"水席"，算是现今保存较完整的古代宴席了。除了前八道凉菜外，后十六道热菜大部分都有汤汤水水，同时上一道菜就要撤一道菜，食用过程如行云流水一般，故称水席。广东地区有"九大簋"，九碗丰盛隆重、寓意吉祥如意的硬菜汇成一桌。在不那么富裕的年代，能够吃

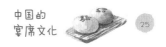
到"九大簋"是孩子们最大的梦想。

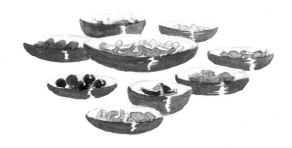

塔塔最想试试鲜花宴。云南气候温润，四季如春，出产的鲜花不仅外形好看，而且能够做成菜肴。一桌鲜花宴，每一道菜里都有花，茉莉花炒鸡蛋、玫瑰鲜花饼、菊花鸡汤……吃完后满身都浸润了花的清香。

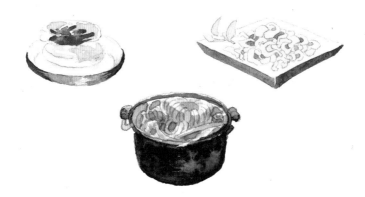

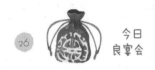

古人因地制宜，根据各地的食材创造出了具有当地特色的宴席，也展示了当地人欢庆的习惯。有的宴席被赋予了更多的文化意义。例如孔府宴，它不是单一的一个菜单或是某地区特殊的饮食吃法，而是一种宴席体系。

孔府，自然说的是孔子及其后人居住的场所。孔子是儒家学派的先贤，孔府的宴席体系遵循的就是礼法。依据接待对象的不同，孔府宴分成好几个等级。当然，这种宴席的礼节要求也非常复杂，吃什么，用什么吃，吃多久，都有明确的要求。

宴席早就成了人们日常生活不可分割的一部分。当然，时代在发展，宴席的烦琐程序也简化了许多。现在大部分宴会，除了有特殊目的的外，大部分还是以大家聚在一块儿吃喝玩乐为主。只有饮食这个核心向反方向发展着，食不厌精，脍不厌细。

塔塔再次庆幸自己并非生在古代。他去吃顿

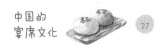

正式的西餐，手边摆的大大小小七八样刀叉都认
不全。这要是去吃规矩颇多的满汉全席，恐怕才
是真正的受束缚呢。

众口难调的婚宴

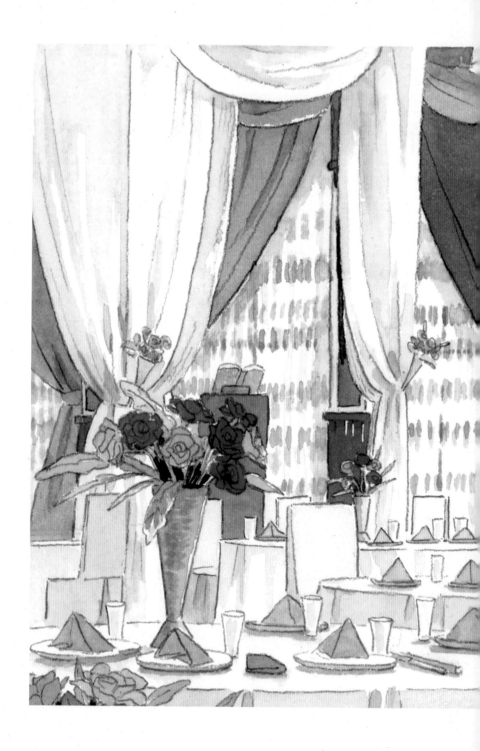

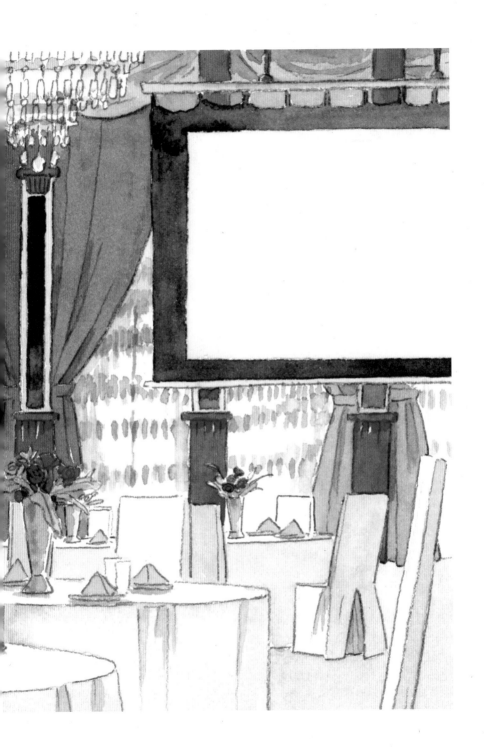

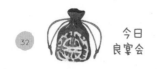

在人情热络的中国，只要不刻意回避，一年到头总有数不清的宴席可以参加。

吃过林叔家小孙子的满月酒，住在楼上的米兰姐姐又要摆婚宴。

结婚代表人生翻开了新的篇章。许多人会在婚礼的时候大宴宾客，为的就是让更多人参与到这一份幸福中，为美好的回忆作见证。

但越隆重的宴席，筹备和组织越是困难。米兰姐姐最近就焦头烂额，整天往塔塔家里跑，找他妈妈支招。

问题说起来也很简单。米兰姐姐的先生是广东人。广东是极其注重饮食文化的大省，对宴席和婚礼细节的讲究程度远远超过本地。

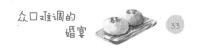

因为他们小夫妻已经在本地定居了，所以许多亲朋好友会从广东赶来参加婚宴。而婚宴的餐桌上必须要有烤乳猪。

这可难倒了米兰姐姐。

烤乳猪是一道历史悠久的大菜，尤其为广东人所喜爱，祭祖、办酒宴，哪里都少不了它。必须选用几千克重的小香猪，清理干净后沿着腹部切开，用调味料腌制。紧接着便是最重要的一步：把猪的四肢固定成舒展开来的样子，用热水将表皮淋到坚硬为止。之后再用糖浆刷在表皮上，将整只猪入炉烤制。

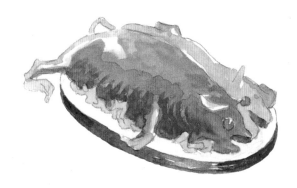

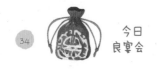
　　最后呈现出来的合格的烤乳猪应该"色同琥珀，又类真金，入口则消，状若凌雪，含浆膏润"。意思就是外皮应该是晶莹剔透的琥珀棕色，入口即化，口感细腻饱满，肉汁充足，肥而不腻。

　　本地倒是有几家粤菜馆子。可是这道菜工艺繁复，对厨师的要求很高，不是随便一个厨师就能掌握的。

　　为了婚宴的完美呈现，米兰姐姐和姐夫跑断了腿，找遍了大半个城市，还是没结果。还好妈妈有几个广东的同学，推荐了一个本地做烤乳猪的厨师，答应会在婚宴当天做好送来。

　　烤乳猪的问题总算解决了。米兰姐姐自己是本地人，届时也会来很多亲眷。各地的口味有差异，接下来就是口味调和的问题了。

　　米兰姐姐和姐夫只能再来求助妈妈，弄得塔塔家的客厅都快变成会议室了。终于，在婚礼前半个月，菜单敲定了。

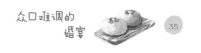
婚礼当天，塔塔终于看到了这份"千呼万唤始出来，犹抱琵琶半遮面"的菜单。

本地菜式和粤菜菜式各占一半，而且选取的都是差不多的技法，口味以甜鲜软糯为主，既可以迎合两边口味的差异，又考虑了老人和小孩的饮食习惯。

不仅如此，塔塔还发现了一个小心思。菜品的数量都是双数，暗示着成双成对。

吃过代表幸福美满、甜蜜无间的桂花糖藕和红枣莲子等一系列凉菜，热菜的头一道就是烤乳猪。

塔塔可算吃到这个难倒一批英雄汉的美味佳肴了，不得不提的是烤乳猪的皮，焦脆蓬松，香甜可口，这也是这道菜的精华所在。米兰姐夫那边的亲戚吃得一脸陶醉，妈妈也算替他们松了一口气。

台下几十桌宾客吃着，台上请来的演员表演着节目。流行歌曲、各地戏曲，凡是来宾可能会

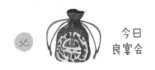

喜欢的，米兰姐姐都安排上了。

这场婚宴可谓宾主尽欢。米兰姐姐两口子为人和善，每个人送上的都是真心实意的祝福。菜品不求珍奇，只求让来宾吃得舒心，也不失宴席的隆重。若问塔塔给这次宴席打多少分，他肯定毫不犹豫地给出满分。

塔塔起初觉得，宴席最大的意义是庆祝。可是生活中有那么多值得庆祝的事情吗？一个人一生的大事无非那几样，出生、结婚、考学、升职。后来，又出现了爸爸公司的庆功宴。那个喝酒喝到吐，然后被送去医院的叔叔极大地震撼了塔塔。对于那个叔叔来说，宴席最重要的是交际。宴席的举办也许不纯粹是为了取乐和庆祝。

最开始他又觉得，宴席就该是如林叔家的满月酒，或米兰姐姐的婚宴这样，大家真心实意聚在一起开心，而不是变成一种刻意为之的枷锁。

可是，塔塔家有几个富有的亲戚把婚宴变成

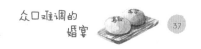

一种财富的展示会。场面布置得金碧辉煌，上的都是华而不实的好酒好菜，还分发昂贵的伴手礼。

塔塔想不通，那又有什么意思呢？可是那样做的人却觉得很有意思。宴席，说到底只是一种形式。而人，才是这形式的创造者。

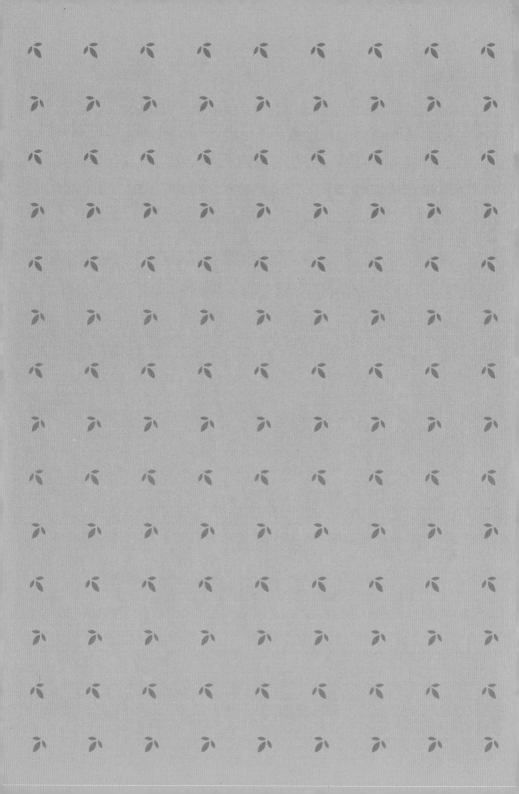

小镇上的谢师宴

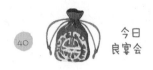

　　塔塔还没来得及想清楚关于宴席的问题，下一次赴宴的机会就来了。

　　这次宴席情况比较特殊，爸爸的叔叔，也就是塔塔的叔公去世了。叔公住在西南的一个小镇里，爸爸想带上塔塔去参加葬礼。

　　为了这个事，爸爸和妈妈久违地在电话里争吵起来。妈妈觉得，这对孩子来说会产生负面影响，又是那么偏远的地方，她不同意。爸爸却觉得，出于礼节周全和为见识一下不同地区的风貌，应该带塔塔去。

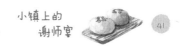
他们吵了很久，最后塔塔拉拉妈妈的衣角说："我想去。"

他想去看看，不同地方的宴席是什么样的。为亲人去世而举办的宴席，又与庆祝新生的宴席有什么不同。

显然，这次出行和塔塔想象的很不一样。

首先，没有直达小镇的高铁，只有普通的火车。要么，就要先坐高铁到附近比较大的城市，再坐客运汽车到县城。到了县城，还要再坐小车到镇子上。

和爸爸坐了二十小时的火车颠簸过去，当下车的时候，塔塔的脸都白了。

其次，爸爸和塔塔住在镇子上最好的一家酒店。说是最好的，不过卫生条件还是令人担忧，塔塔亲眼见到两只硕大的蟑螂。

街道寥落空荡，商店也不多。镇上的楼房老旧，塔塔只在快拆迁的老城区见过那种房子。如

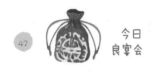

果不是亲眼所见，塔塔也想不到，居然还有这样的地方。

以前，叶老师在学校里就讲过，这世界上贫富差距大。塔塔家虽然不算有钱，但四季衣裳，顿顿鱼肉倒也不缺。

叔公的儿子、塔塔的堂叔来接待爸爸。堂叔相貌朴实，脸色有几分憔悴，叔公的去世令他伤心欲绝，但他还得打起精神来操持一切。

小镇虽然不繁华，但民风淳朴，热情好客。他带了几个亲眷，在一个简陋的餐厅给爸爸摆了个小小的接风宴。

简单的一顿接风宴，也就不存在以往宴席必备的程序和凉菜热菜点心汤水了。主菜是当地特色酸辣口味的鱼肉火锅，热辣鲜红的汤水在小铁锅里咕嘟咕嘟冒着泡泡，看起来实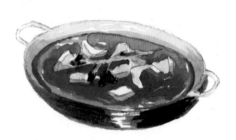

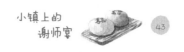

在美味。塔塔也就忽略了餐厅包间墙壁上脏兮兮的油渍。

爸爸和堂叔聊起葬礼的事情。

塔塔断断续续听到，堂叔这次准备大办一场。爸爸便问要多少钱，堂叔说了个数，爸爸的脸色变了，反复问堂叔确定吗，这可是他一整年的收入。

为了一次葬礼，值得吗？

塔塔觉得不值得。亲人去世，即便后事再风光又怎样呢？不过，值不值得应该让办宴席的人自己来决定。

堂叔说着说着，眼睛忽然红了："钱花光，再赚。"他以前忙于打工，不能时时刻刻尽孝，心里想要补偿。再者，他确实太难过了，一次盛大的宴席也许可以让他振作起来。

仔细想想，生活中又有什么仪式是必要的？为什么要有那些典礼、讲话？为什么要办满月酒、

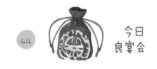

婚宴来得到祝福？

不过都是为了心中的一点儿欢愉而已。

塔塔顿时觉得自己狭隘了。

餐厅包间隔音很差，外面的大厅正在举行另一场宴席。小镇餐馆不多，想来大家也没什么可选择。

塔塔掀开门帘看去，是镇上的高三学子们在举行谢师宴。吃过这一顿，他们就要准备高考了。此后各奔东西，不知何年何月相见。

此时已经到达了宴席的高潮。外面的哥哥姐姐们或是在拍照，或是拉着彼此的手说悄悄话，或是围着老师讨要珍贵的人生建议。一个人忽然唱起《送别》来，接着，所有的人都跟着唱了起来。一时，大厅之中只余下优美响亮的歌声。

"天之涯，地之角，知交半零落……问君此去几时来，来时莫徘徊。"

塔塔的眼睛湿润了。

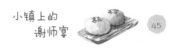

　　原来，人们既会为了到来而欢庆，也会为了
离去而放歌。

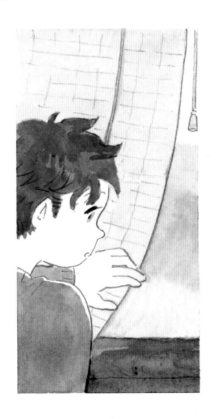

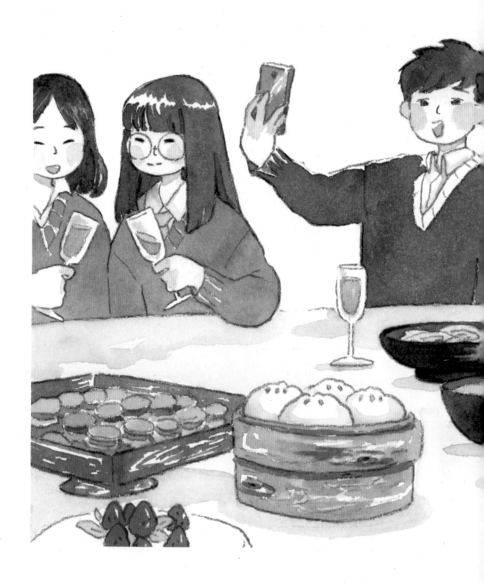

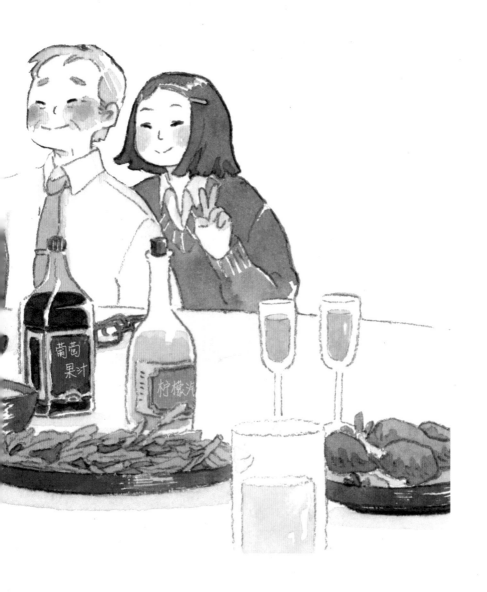

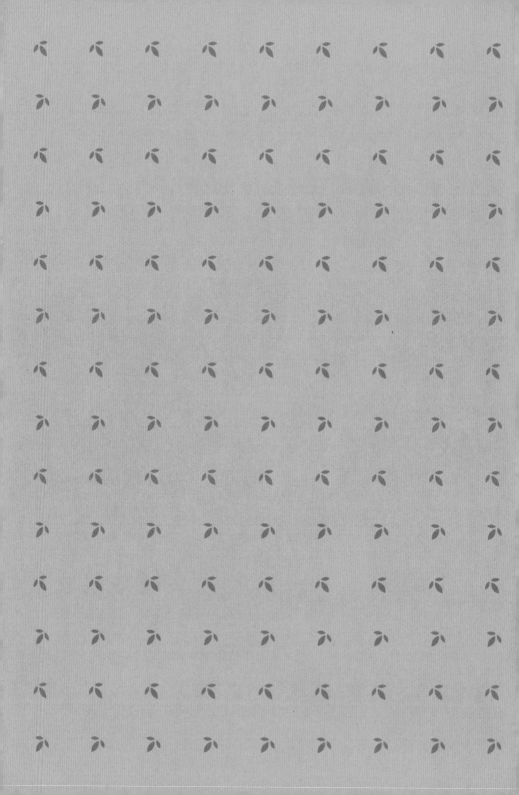

喜丧

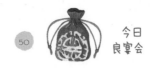

塔塔坐在一张圆桌旁，他占了这张桌子的十分之一，而这张桌子只是这场宴席的百分之一。葬礼结束后，人们转移到了巨大的会场吃席。塔塔左顾右盼，一眼望不到头，乌央乌央的全是人。堂叔说要大办，场面确实大得超乎想象。

以往去海边、山川，他感叹于天地之大。如今，在茫茫人海里，塔塔再一次觉得自己非常渺小。

堂叔请来的戏班子在会场中央咿咿呀呀地开唱。以往在爷爷办寿宴的时候也请过，这是为了让气氛更热闹、喜庆。塔塔有点儿不理解，悲伤的场合，也需要喜庆的氛围吗？这不是对逝者的不尊重吗？

但他旋即想到了外公。

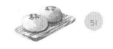

当外公去世的时候，在村子里借了场地，也摆了几桌酒。不过菜肴基本上都是素食，也没有像叔公这样隆重，所以，塔塔也没往宴席这上面想。

塔塔还记得，在当地方言里，这叫豆腐饭。因为塔塔家乡办这样的宴席，喜欢用各类豆腐来作食材，喻示洁白如玉，重新开始，来去无牵挂。

其实，葬礼怎么办，并没有统一的规定。有的人会去寺庙里，有的人会在家里摆灵堂，也有的人什么都不做。仪式后招待宾客的丧宴更没有标准的范例了，吃什么东西，各地习俗都不同。

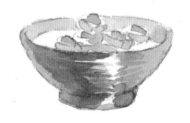

比如在这个西南小镇，为了表达对逝者的哀悼，丧宴反而是越丰盛越好。同时，若是像叔公

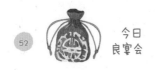

这样上了年纪的人去了，人们还要绽开笑颜。

堂叔敲了一声震天响的锣，丧宴便开始了。

菜和一般的席面并没有什么不同，一样的鸡鸭鱼肉，只不过全都不放酱油。丧宴是白事，这样做出来的菜颜色都是白的。

塔塔恹恹地吃了几口青菜。丧宴的菜并不像他在城市里吃的那样精致，不过他并不是因为这个才胃口不好。

他在想一件事。

外公去世以后，塔塔伤心了一阵，最后还是渐渐放下了。只是，他一直不知道该和谁诉说。外公还在的时候，他经常会打电话给外公外婆，向他们问候。可是自从外公离去了，每次塔塔想打电话给外婆，心里都变得很不情愿。

塔塔想，是他不够爱外婆吗？

后来想一想，他是害怕。

怕电话那头无法传来外公的声音，怕外婆有

一日也和外公一样，会离开他。

人的生命短不短？与自然界的一些动物相比，人的寿命不算很长。可是人的生命力极其顽强旺盛，一代一代努力繁衍着。

塔塔害怕死亡。可他不晓得，即使变成了大人，也一样害怕死亡，害怕失去。到头来，日子总要过下去。

所以，人们发明了许多的方法来缓解自己的害怕。其中，就有宴席。说那是人类对未知恐惧的宣泄也好，是对现实生活的麻痹也罢，只要管用就行。

小镇不如塔塔的家乡富庶，可是人们却在做一样的事情：庆祝生，庆祝死，庆祝已经到来的丰收，庆祝未知的将来。

演员自顾自唱着，塔塔听不懂，但看周围人沉醉的反应，知道大概是唱得好。参加丧宴的人此刻或抬头跟着唱戏曲，或低头享用桌上饭菜。

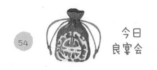
堂叔虽然一脸肃穆，但也在不停地招呼着宾客。

塔塔不禁想起在林叔家的满月酒上，有人开心之余念起的诗句。

那诗他觉得好听，回家查了整首诗，却被震撼到了。原来，那并不是一首简单地描绘饮宴作乐的诗歌。后面的诗句说："人生寄一世，奄忽若飙尘。何不策高足，先据要路津。"

人生一世像是风中的尘土那样短暂脆弱，为什么不捷足先登，先占据高位享受人世间的荣华富贵呢？

后人评价这首诗时，有赞美其中蕴含的哲学思考的，也有批评怎么能将人生的意义放在追名逐利、安享荣华上的。

今天忽然想起这首诗，塔塔觉得，他从这首诗里看到的不是贪慕富贵，而是人们对于未来积极的人生态度。

今天的宴席不是欢乐的场合。

　　即使在这样的场合，人们也未曾忘记用欢庆来鼓励振奋自己。满月酒与婚宴，人们为了未知的将来送上美好祝愿；而谢师宴与丧宴，人们为了已逝的过去而努力振作。那些恐惧、迷茫，最终演变成了勇气。

　　一生，一死，一始，一终……

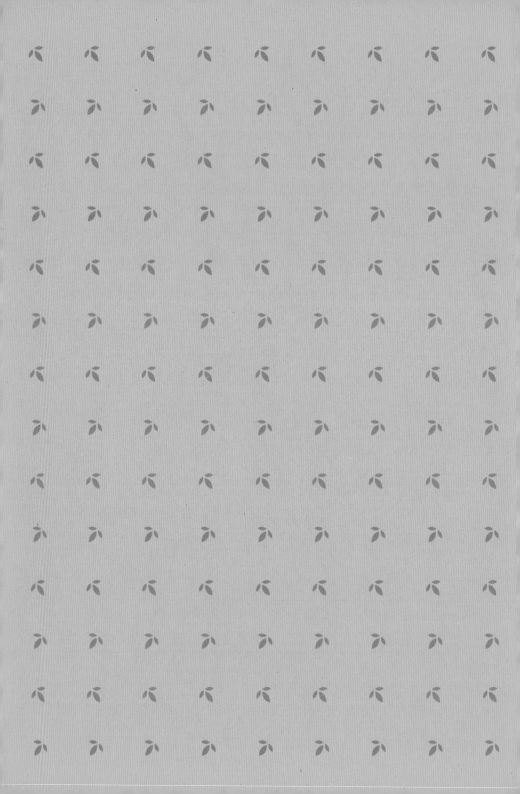

美食小课堂

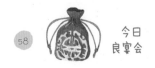
喜 糖

结婚自古以来都是人生大事。尤其在重视礼仪的古代，一套完整的婚姻流程必须包含纳采、问名、纳吉、纳征、请期、亲迎，才算圆满。糖作为和美甜蜜的象征，包含在两家互相交换赠送的礼品之中。

如今，婚礼仪式虽然简化，分发喜糖的习俗却保留了下来。虽然只是小小的几颗糖，却是对到场见证佳偶天成的宾客的一种礼赠，也是将这种喜悦传播出去的方式。喜糖的包装并无规定。纸盒、铁盒、布袋都可以，一般会印上喜庆的图案和新婚夫妇的名字。礼盒里面装奶糖也好，巧克力也好，或是各类散称糖果也行，丰俭由人。

当然，在任何庆祝、喜悦的时候，譬如小孩满月，都可以分发喜糖。

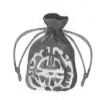

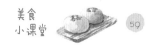

面 线

　　中国人习惯将美好的寓意与食物的特点联系起来。起源于闽南地区的面线细长雪白，连绵不断，经常用来表达对长辈长寿、吉祥的美好祝愿。在闽南地区，人们认为吃猪脚面线能驱除霉运。所以，在闽地，不论男女老幼，每逢生日、远游等特殊时刻都要吃面线。

　　面线比一般的龙须面还要纤细，大多是制成汤面或是汤羹。譬如面线糊，是将面线的汤汁勾入地瓜粉，变成浓稠的状态，搭配各种高汤、材料煮成的。食用起来鲜美爽滑，几乎不需要咀嚼就能在嘴里抿开。

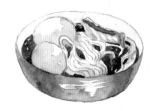

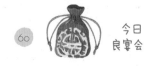

帝 王 蟹

寒冷的深海里，有一种身形巨大、肉质鲜美的生物。因为外形和一般的海蟹类似，人们将它起名为帝王蟹，意为"蟹中帝王"。实际上，帝王蟹并不是螃蟹，它属于石蟹科的甲壳类。在南半球有一种皇帝蟹，学名叫巨大拟滨蟹，也同样有着庞大的躯壳。与帝王蟹不同，皇帝蟹能上岸，甚至还能爬树。

将帝王蟹的腿展开，全长足可以达到一两米。帝王蟹体形巨大，肉的质地饱满细嫩，呈现丝丝缕缕的纹理。一般的螃蟹因为体形不大，肉又包裹在硬壳之中，经常让人觉得食用起来比较麻烦。吃帝王蟹完全没有这种忧虑，只要取出完整的蟹腿、蟹身肉，就有大口吃肉的大快朵颐之感。

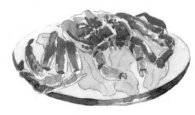

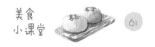

烤 乳 猪

这是粤菜中的一道压轴菜，历史悠久。根据《齐民要术》的记载，至少在南北朝，烤乳猪就已经存在了。其间，烤乳猪的做法经历无数次改良，才变成人们如今看到的样子。

烤乳猪选用的是还在吃奶的猪崽儿，和成年的猪比起来，肉的香味和质感都更好。这道菜的灵魂就是乳猪皮的烤制。将乳猪腌制定形成圆润肥胖的样子后，要把猪吊或架起来，一遍一遍用开水淋烫猪皮，直至猪皮变得硬实。用调制好的糖浆均匀涂抹猪皮，风干后烤制，猪皮会变得焦脆香酥，散发着甜蜜的香气。

烤乳猪的制作非常复杂，耗时耗力。面对重要的宾客，上一道烤乳猪，能充分表达主人对客人的尊重和礼遇，日常吃则过于隆重了。

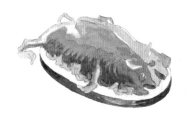

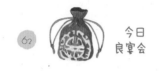

豆腐饭

在南方一些地方，吊唁又叫吃豆腐饭。丧事又称白事，和婚礼代表的红事相对应。起初，丧宴多是素宴，菜品多用豆腐等豆制品做成。葬礼毕竟是严肃的场合，不宜出现油腻色浓的菜肴。豆腐颜色白，符合这个场景，同时又营养丰富，能补充人们过于悲伤带来的体力损耗。

死亡虽然是一件哀伤的事情，但葬礼、丧宴等繁复的仪式必不可少。一方面是通过这种方式送别亲人，让一生有始有终，方得圆满，另一方面也表达了人们面对死亡绝不逃避、向死而生的坚定态度。

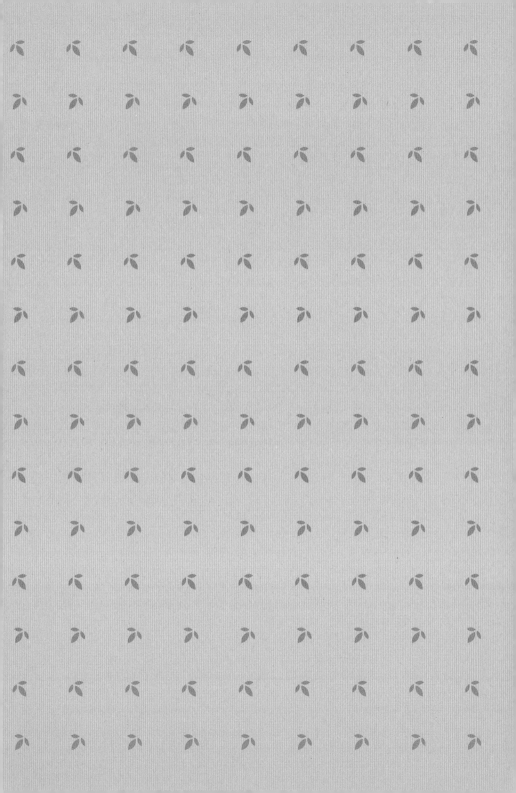

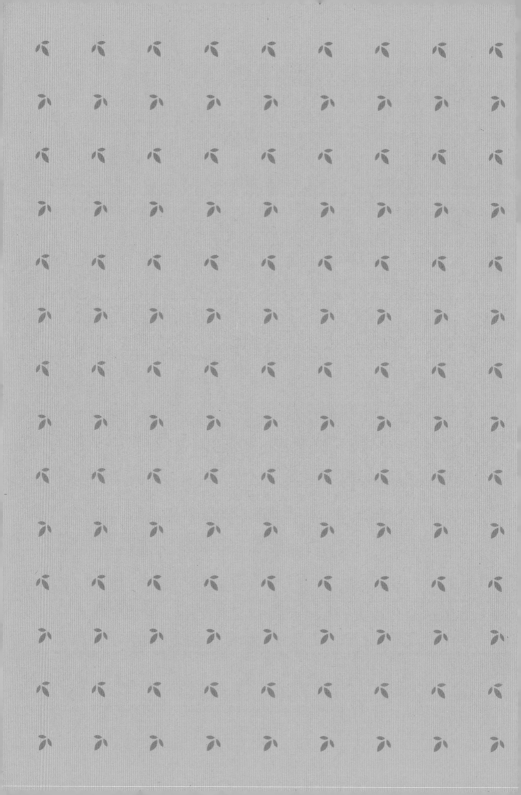

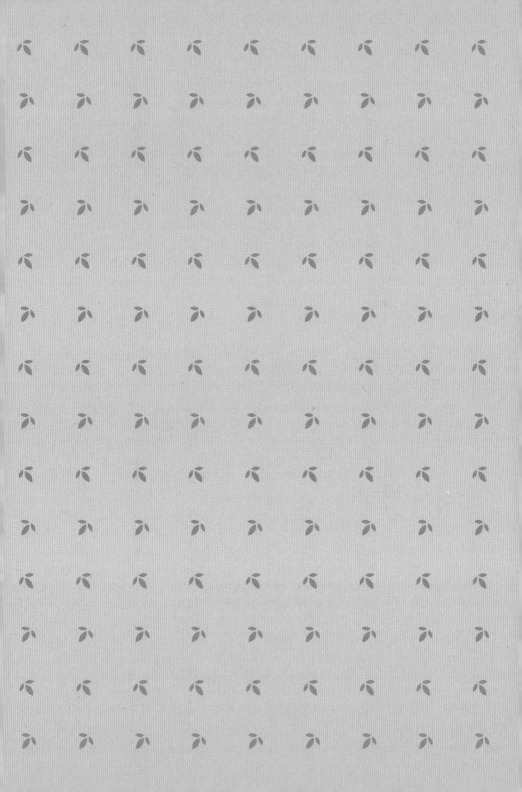

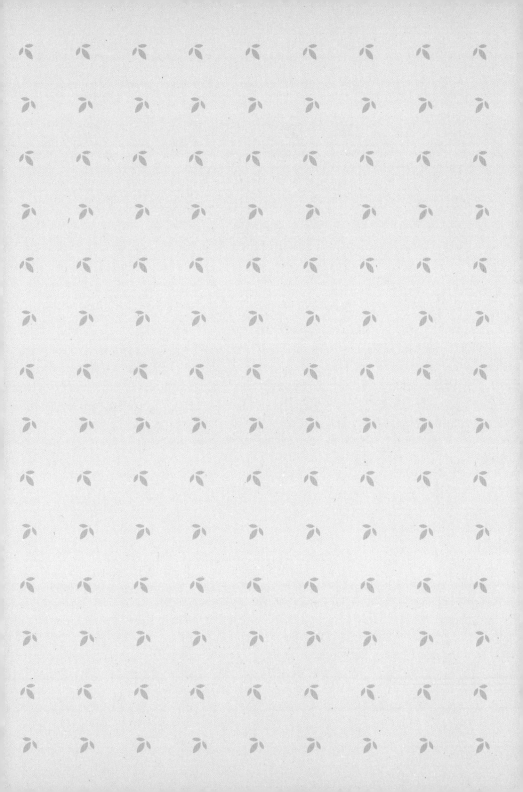

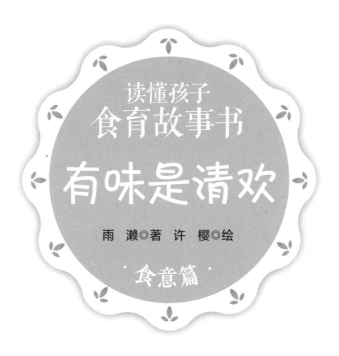

读懂孩子
食育故事书

有味是清欢

雨 濑◎著 许 樱◎绘

·食意篇·

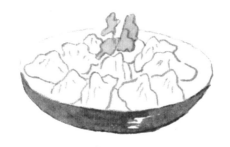

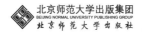

北京师范大学出版集团
BEIJING NORMAL UNIVERSITY PUBLISHING GROUP
北京师范大学出版社

❧ 前 言 ❧

　　随着社会物质水平不断提高，大部分人吃饱已经不再是难事。我们逐渐看到人们在饮食上的更高追求：食材更昂贵，外形更精致，背后的故事与文化更有讲究……看到这些，我不禁有些恍惚，仿佛物资匮乏的年代已是久远的历史。可是与此同时，我却发现，人们从食物上获得的快乐似乎变少了。

　　一个朋友抱怨生活无趣又忙碌，我建议她可以亲手烹调一些小菜，来为自己制造一点儿有趣的惊喜。她拒绝了，说吃外卖就好，反正都是差不多的味道。我又想到，母亲曾欣喜地与我说，在她十二岁那年，吃到了人生第一支冰棍儿，虽

然只是一支没有奶油的老冰棍儿，却也让几十年后的她记忆犹新。我越发困惑，执着地思考着，食物与人心的联系，究竟是什么。

我是个爱好美食的人，这些年走过不少路，尝过很多食物。我希望用自己对食物的浅薄见解与思索，让孩子们增添一份对生活的踏实感，从食物中学到更多的人生哲学，同时，我也希望能够激发孩子们勇于探索新事物的勇气。这便是我创作"读懂孩子·食育故事书"最朴实无华的初心。

本系列故事分为三部，第一部为"食材篇"，介绍了生活中常见的几类食物。城市的繁荣，虽然让孩子们变得衣食无忧，但是也遮挡了他们在大自然中发现美的视线。高楼大厦覆盖了孕育人类的泥土，可人必须要吃饭这件事却无法改变。吃饭这一件小小的事情，成了孩子和自然最重要的联系。他们吃着软糯的米饭、喷香的肉、脆嫩的蔬菜时，是否会去思索，盘中餐是从何而来，又经历了什么。"食材篇"通过讲述主人公与不同

食材之间的故事，希望能唤醒孩子们的"生活感"，让一日三餐给予孩子们心灵的安宁与温暖。

　　曾经，在医院的病房里，我见过一个小男孩。他吃着护士送来的药，苦得眼睛都眯了起来。我递给他一颗糖，他含在嘴里，笑得眼睛又眯了起来，开心地说："好甜！"当看他吃糖的时候，我落下了眼泪。小男孩问我为什么哭，我说："糖好酸，酸得我眼泪都掉下来了！"对于这个小男孩来说，味道本身是纯粹的，苦就是苦，甜就是甜。他肯定不能理解，为什么明明是甜味的糖，我吃着却觉得心里好"酸"。因为那时候的我经历了许多难过的事，看见他的笑脸，我觉得做一个孩子真是太好了。成了大人，很多时候，酸、甜、苦、辣都不再是本来的味道了。从那时起，我就很想为孩子们写一些关于味道的东西。一直以来，中国的文化就很喜欢用食物之味去比拟人生之味。看看这些词：心酸、甜蜜、苦涩……似在说味，又不在说味。在我不算漫长的人生里，我吃过五

湖四海各种各样的美食，其中不乏稀奇古怪、难得一见的食物。要我说，即便是成千上万种食材，烹饪后的味道大致也不过是我们熟悉的那几种：酸、甜、苦、辣、咸、鲜……于是，便有了第二部——"味道篇"。在这一部里，我着重讲述了六种味道大概来自哪些食物与调味品，又用大量的比喻和不同维度的描写，结合小主人公自己的人生经历，帮助孩子们理解味道背后的故事。对于这样抽象又复杂的话题，孩子们可能理解起来有些难。但小学中高年级这样的阶段，做这样的启发是十分恰当的时机。人生的滋味和饮食的滋味，究竟能让我们学会什么？通过对味道的阐述，希望孩子们能够了解"人生百味"，开启对于人生的思考。

在三部中，最后一部"食意篇"是我最喜欢的。在这里，我想给孩子们展现食物的诗意与美丽。很多孩子会质疑：食物有什么美的呢？表面上，美食固然和我们的口腹之欲相关，不像绘画、

弹琴那样高雅。但在我看来，美食的美比艺术的美更多了一份人情味。在"食意篇"里，细心的读者会发现，每一个故事的标题都选用了古诗词里和食物有关的句子，譬如"努力加餐饭""把酒话桑麻"。故事突出烘托食物与时令的关系，也写了更多引人思考、富有哲理的内容。像《努力加餐饭》里，我谈到了小主人公亲人去世这个话题。可能很多孩子对于这个话题十分模糊，也有些恐惧。我能做到的，就是用"好好吃饭"这个概念鼓励孩子们体会生命本身的意义，尽早地树立正确对待生命的观念。有人曾提出，"食意篇"中的几个故事是否稍显悲观，不够阳光，我思考以后，还是决定将核心保留。教育的一个目标，是让我们的孩子更好地适应社会。所以，让孩子提前建立一些对真实世界的认知其实是必要的，如书中介绍了一些价格高昂的食材，我认为，看过书的孩子反而可以满足自己的一些对奢侈生活的好奇心。真心希望孩子们能对世界上的食物有一个正

确的认知，不因食物的贵贱而随意评判食物和吃食物的人。食之意，在于对人间百态的通达理解。透过饮食，孩子们能看到更大的世界，加深对美的认识，加深对生活的热情。

　　读完这套书，如果小读者能说一句"我会好好吃饭"，能更认真地对待一餐一饭，就是对作者我莫大的肯定了。

2022 年 4 月 29 日

目　录

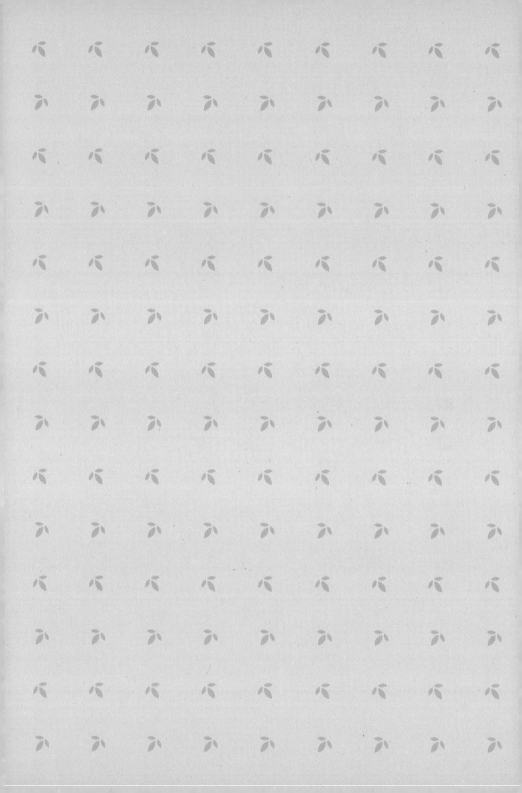

精致美味的燕鲍翅参

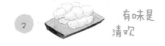

临近夏天，文新小学对面的商业广场开始搞各种促销抽奖活动。

小胖仿佛运气很好。每次抽签摇奖，小胖都能中。哪怕只是抽取一个排队次序，小胖也总能抽到靠前的号码。塔塔简直羡慕死了。

不过，小胖为人一向仗义，有了好事必定要和好朋友们分享的。连带着一帮好友们也三天两头就能分到免费的零食糕点，或是商场打折券。

这天，商业广场外新开了一家宫廷食府，主打粤菜和宫廷菜，走高端路线。

几个穿着红色刺绣旗袍的店员站在路边，身旁是一个抽奖箱，路过的人都能取一个号码等待开奖。反正放学了，小胖兴致勃勃地拉上塔塔随

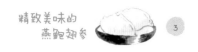
便拿了个号。

"恭喜 289 号获得特等奖，获得免费的紫气东来宴席一桌！"

小胖低头看了一眼自己的号码，立刻眉开眼笑地上台领奖。

塔塔下巴都快掉下来了，小胖这是什么神奇的手气，说中就中？

餐厅是真心实意要做这个活动来提升名气的。餐厅经理看见大奖得主小胖只是个孩子，也没有

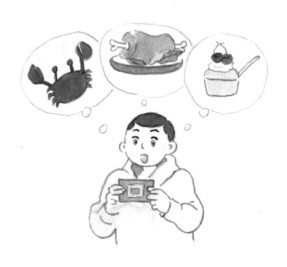

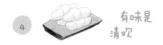

丝毫欺瞒之意，喜气盈盈地同他说，所谓紫气东来宴席，是一桌燕鲍翅参海鲜大餐，而且是标准的一张圆桌，足足有十人份。

小胖先是乐疯了，燕鲍翅参哪，说的就是燕窝、鲍鱼、鱼翅、海参四样比较奢华名贵的食材。这几样东西，动辄一小碗就卖成百上千块钱。

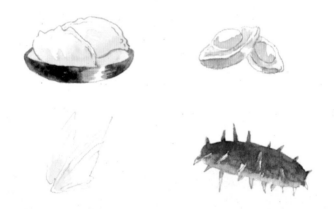

接着小胖又发愁了，到哪里凑十个人来吃呢？不由分说，先把塔塔和他妈妈算上了。

塔塔本想拒绝，转念一想，这是小学的最后一个学期了，以后也不知道和小胖在不在一个学

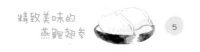

校了，立刻爽快地答应了。这弄得小胖都有点儿受宠若惊。要知道，以前邀塔塔十次，他都不一定出来一次。

勉勉强强凑齐了十个人，按照约定的时间准时前往。妈妈倒也去过不少比较高档的餐厅，神态动作自然。塔塔却是第一次，紧张地盯着脚下亮得能照出人影的地砖。

服务员殷勤地将这桌幸运儿们迎入座位，一声令下，早就准备好的菜肴流水一般上来了。塔塔的面前已摆好了每人单独一小碗的黄焖金钩翅。

金黄欲滴的汤汁极浓稠，宛若胶状，上面一缕银色的透明细丝就是鱼翅了，装在细腻莹白的瓷碗里，气质矜持娇贵。

塔塔轻轻抿一口，脸上浮现出惊艳之色，这汤汁也不知道是什么做法，一丝杂质也没有，却能隐隐喝出鸡汤、火腿、香菇的鲜味。不知不觉，几口就饮尽了。

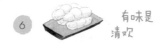

鱼翅本身其实没有味道，搭配的汤汁倒是极鲜美。若没有浓汤，倒和粉丝区别不大，只是口感更脆嫩一些。

之后，塔塔又一气儿尝试了鲍鱼、海参和燕窝。

鲍鱼并不是鲜鲍，而是经过晒制的干鲍。干香菇比鲜香菇更美味，鲍鱼也是如此。经过太阳的洗礼，倒发酵出不同寻常的醇厚鲜味。吃之前要再用水泡发，据说，要发足足两天两夜。摆成花形的鲍鱼只只都有乒乓球大小，对半切开，竟然有类似半熟蛋黄一样的晶莹溏心，口感弹软，鲜味悠远。

海参伴着一根葱，配着颜色殷红的酱汁。这是一道经典鲁菜——葱烧海参。海参质地肥厚，极难入味，清理起来很费功夫。这道菜，葱才是精华，既吸取了海参的浓厚腥香，又有酱汁的甜美。

燕窝采用了简单的制法，做了一碗燕窝牛奶甜汤。奶香味浓郁的汤水和雪白的燕窝用小火煨

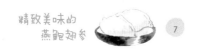
好，用冰糖调味，缀上几颗枸杞，清甜怡人，连
妈妈都多饮了几口。只是这燕窝本身也没滋味，
塔塔一时分不清里面究竟是燕窝还是煮到软烂的
银耳。

　　转眼，燕鲍翅参已上齐。此外还有澳洲龙虾
刺身、清蒸东星斑、黄油煎帝王鲑，就连青菜和

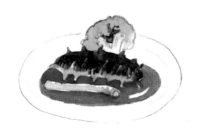
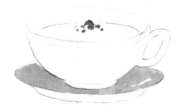

番茄都是有机蔬菜。看来餐厅很舍得花大价钱做
好名声，满桌名贵之物数不胜数。

　　梦想就是做一个美食家的小胖自然要点评一
番的。他哑哑筷子，给予了这桌菜很高的评价。
当然，免费也是一个加分项。

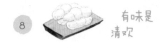

"你觉得呢？"小胖又问塔塔。

塔塔觉得自己可能达不到小胖对美食领悟的境界。桌上昂贵的菜肴，起初给他的感觉是震撼。每一道菜都是他不曾尝试过的味道。不过，他吃完了，胃里并没有暖暖的感觉，心里也觉得空空的，好像什么都没吃一样。

"很好吃，但感觉少点儿什么。"塔塔老老实实地反馈。

"你说的是镬气。"小胖到底是美食家，一上来就整了个塔塔听不懂的词语。

塔塔一脸茫然。

"镬，意思是锅。镬气就是菜肴用高温烧过以后具有的特殊鲜香。"可具体说到什么意思，小胖还真有点儿难以解释。实在不是他笨嘴拙舌，中华饮食的许多词汇都是只可意会不可言传的。

旁边的妈妈微微一笑，概括说："人间烟火味。"

这话概括得倒十分传神。塔塔正想说，餐食

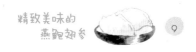

精致太过，反而失去了家常饮食的亲和力。这桌菜就像在云端的仙人，带给塔塔遥远的距离感。虽然非常美味，却少了一点儿温情。

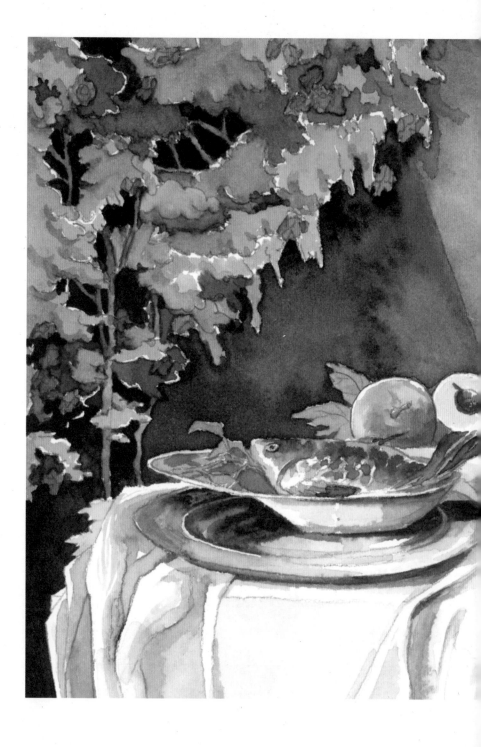

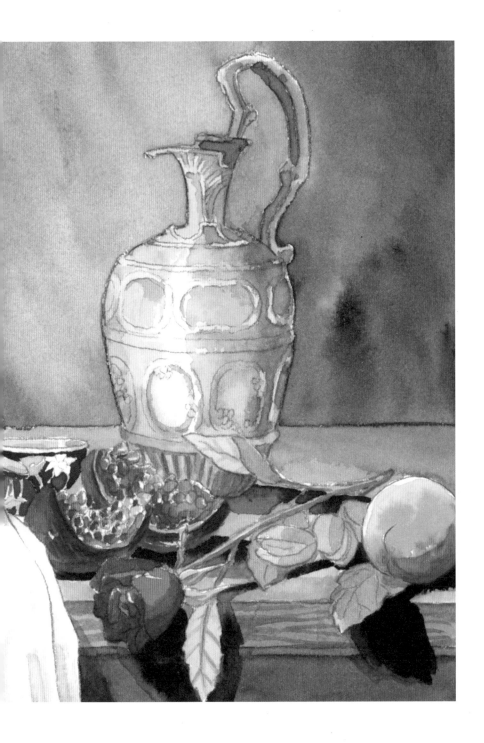

小吃街的人情味

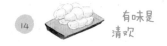

　　吃过豪华又奢侈的一顿"霸王餐"，小胖魂不守舍了好一阵子。他在班里宣传起那天的晚餐有多么好，还拉着塔塔作证，他说的不是谎话。这些听得林起和王一飞耳朵都要起茧子了。

　　王一飞忍不住取笑道："那你请我们去吃一顿吧。"

　　小胖终于闭嘴了，他可请不起。

　　不过，小胖倒有个重大发现。那天晚餐结束后，他从宫廷食府大门出来转个小弯，眼前豁然开朗，竟然是一条新开张的美食街。街道两侧遍布露天的小吃摊子，全部采用统一的摊位设计。卖烧烤的，卖饮料的，林林总总。整条街人潮涌动，霓虹闪烁，热闹喧嚣。

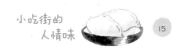

宫廷食府近在眼前，却令人难以靠近。退而
求其次，吃一吃小吃摊也是不错的。小胖立刻呼
朋唤友，在周五放学后组织了一次美食探险之旅。

华灯初上，游人渐多。小胖带着塔塔和几个
要好的朋友踏进了小吃街。粗略地看一眼，花花
绿绿闪烁着的招牌令人眼花缭乱，看不尽其中风
光。小吃街囊括南北东西各地特色小吃，大多采
取现场制作的方式。油烟雾气袅袅升腾，到了半
空又被强力排油烟的抽风管统统卷走。

小吃街有着热闹的气氛，价格大多不贵，连
塔塔他们这样的小学生用微薄的零花钱也可以吃
上两三样。

起初，大家还是走在一起的。

林起忽然在一个卖蛋烘糕的摊子前停下了。

蛋烘糕是四川的一种著名小吃。混合了鸡蛋
的面糊在一个碗状的模具里烘熟，取下来是一张圆
圆的糕饼皮。他痴痴地看老板同时烘烤着四五份糕

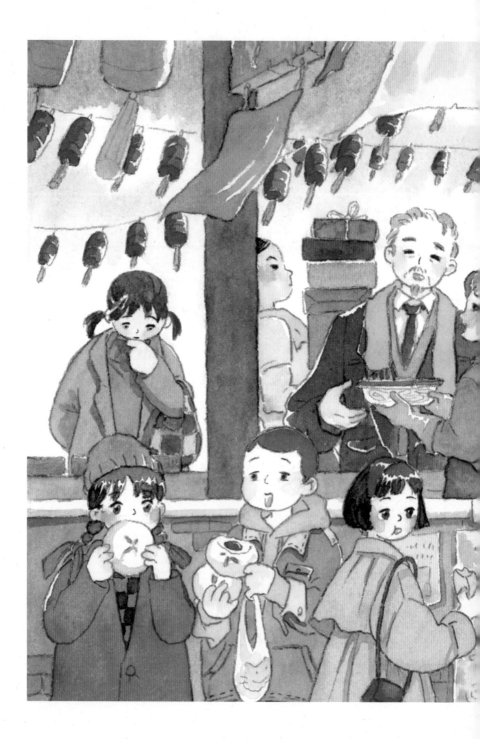

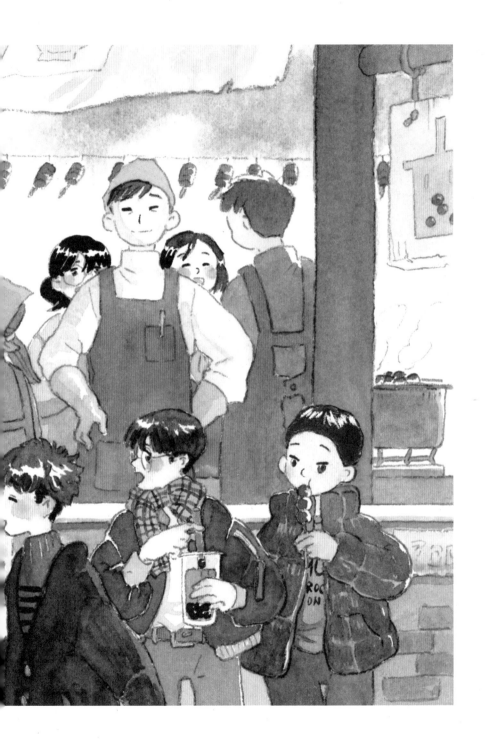

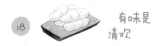

饼皮，手一抖，那糕饼皮就完美地从模具里脱落，填上馅料，一卷，就变成一个方便拿在手里的小零食。林起赶紧买了一个，蓬松甜美的糕饼皮有点儿像西点里的松饼或是可丽饼，里面夹着传统馅料肉末儿豇豆，两者一甜一咸，味道层次丰富。

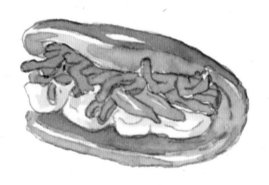

　　小胖此时已是左手一串烤鱿鱼，右手一个台式胡椒饼，一边吃一边不忘承担美食家的职责：点评。鱿鱼弹嫩，火候完美，好评！胡椒饼肉汁饱满，完美！等他点评完一回头，结伴而来的其他几个人早就没影了，各自去找自己喜欢的小吃了。小胖赶紧快步跟上。

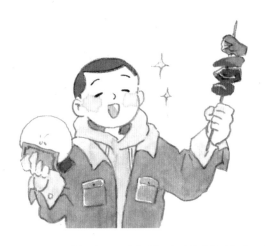

　　队伍里唯一的女生佳佳和塔塔他们是最近才
熟起来的，还不好意思展露自己活泼的一面。看
到大家分散开来闲逛，她就同塔塔一道在后头慢
悠悠地走。

　　塔塔惦记着一会儿还要吃晚饭，不敢买小吃。
但他怕自己不买，佳佳也不好意思买，特地问了
一声。佳佳便从旁边的一个摊位买了一张她已经
盯了好久的玉米绿豆杂粮饼。

　　面糊是金黄灿烂的玉米面和绿意盎然的绿豆

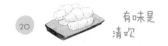

面混合成的，颜色鲜嫩得像春天的小草。老板将
面糊在铁板上摊成圆形，来来回回翻动，让面饼
受热均匀。

佳佳把饼拿到手里，先掰了一半给塔塔。塔
塔大大方方地接受好意，咬了一口。杂粮饼带着
玉米和绿豆本身具有的甜丝丝的味道，高温的烘

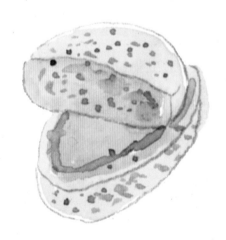

烤褪去了豆子的腥味，只剩下清新的豆子香气。

夕阳下，两个稚气未脱的少年并肩坐在小吃
街边的椅子上，无声无息地分食着一张杂粮饼。

此时人流已到高峰，道路两侧的店铺忙乱不堪。人潮拥挤，游人们缓缓走在中央的步行街上，不停抬头看周遭有什么新鲜的吃食。每个人手里都或多或少拿着小吃。耳边传来叫卖吆喝的声音，糖炒栗子在炭锅里滚动的声音，煎饼的吱吱声，还有烧烤的炭炉里炭爆裂开来的"哔哔剥剥"的声音……空气里肉香、甜香、酱香混合在一起，塔塔自在地深呼吸。即便是不吃，坐在这里也是极大的享受。

吃完手中的饼，塔塔和佳佳沿着街道继续闲逛。

转过一个弯，忽然看到一扇足足有三四米高、派头十足的玻璃大门。

那是前阵子刚沾了小胖的光来过的宫廷食府。此时气势恢宏的大门紧闭着，散发着生人勿近的傲慢气息。偶尔有衣着不凡的客人进去，门缓缓打开，像一个黑洞似的把人吸进去，再慢悠悠关上，

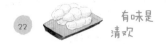

好像什么都没发生过。

"原来这么近。"塔塔嘟囔。

难以想象，在小吃街的背后，就是宫廷食府。一墙之隔，身价不同的美食们和谐并存着。那晚燕鲍翅参带来的惊心动魄的美妙感觉，好像流星划过天际一般让人印象深刻。此刻，街边小吃给予他的感觉像涓涓的溪流。

相比起来，也许这条小吃街会让他更自在。可是若真要问他哪个更好，塔塔是分辨不出来的。比如有人问温室中娇艳欲滴的玫瑰和山谷里天真无瑕的百合，哪个好？

塔塔觉得，一样好，都好。

语文课上的辩论

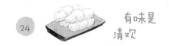

连日高温后一声惊雷，塔塔才觉得夏天到了。

夏天到了，意味着在学校的日子也不多了。这周的课结束之后放几天假，紧接着就是毕业典礼。

同学们坐得笔直，等着毕业前最后一堂语文课。

叶老师穿着浅绿色的裙子，像一阵春风一样飘进班里，认真地扫视一圈，眼中泪光一闪而过，用温柔一如往常的声音说："今天，我们来学一首苏轼的词。"

叶老师在黑板上端端正正写了"浣溪沙"三个大字，随后抄录下整首词。她扫了一圈，点名佳佳来朗诵。

佳佳站起来，用如黄鹂啼叫一般清脆婉转的

嗓音照着黑板上的字迹读道：

细雨斜风作晓寒，

淡烟疏柳媚晴滩。

入淮清洛渐漫漫。

雪沫乳花浮午盏，

蓼茸蒿笋试春盘。

人间有味是清欢。

词句辞藻优美，加上佳佳的嗓音，塔塔听得醉了。他仿佛能通过词感受到那种场景，像是一阵微冷的风打在额头上，说不出的柔和。

词的具体意思有点儿难懂。叶老师逐字逐句给大家讲解。

这首词讲的是苏轼在春寒料峭之日与友人出行游览山水。上阕描绘当时的风景，细雨微寒的早晨，淡薄的烟雾。下阕讲的是他们在这里煮茶、

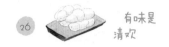

吃野菜做成的美味，感叹人间最有滋味的莫过于这清雅恬淡的味道。

苏轼，塔塔很熟了。从小他便读过不少苏轼的诗。不仅如此，这位诗人在美食上造诣很深，写下过许多与美食有关的脍炙人口的诗句。相传，他还发明了东坡肉。诗句塔塔不常念，东坡肉他倒经常吃。

东坡肉用整块上好的猪五花制成，酥烂红亮，肥肉的部分油香四溢却不

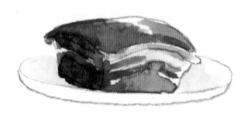

腻，把塔塔不爱吃肥肉的毛病都治好了。

不同于以往讲诗歌需要分析背景，还要求背诵，老师这次只是简单地解释了字词，让同学们自行去感受词里恬淡疏朗的氛围。

叶老师讲完了，同学们还沉浸在这首词所营造的意境里。

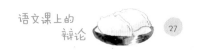

随后，叶老师抛出了一个问题："同学们觉得，人间有味是什么呢？"人间有味，就是说这人世间最有滋味、最美味的东西。

小胖立刻举手，他一向是无肉不欢的。在他心里，没有肉的一顿饭是不完整的。他站起来说："冬天炖一锅热乎乎的羊肉，暖到人心里去了，应该是人间最美味的东西。"

王一飞不同意了，他站起来反驳："《论语》里说，一箪食一瓢饮。人真的需要那么多东西吗？清粥小菜才最暖人心。"他认为，小胖太过注重单纯的口腹之欲，而不在乎饮食的场所和传达的心意。他很认同苏轼这首词里写的，清茶一盏，野菜竹笋一碟，在山水自然中感受天地四时的美妙，多么超脱的人生境界啊。

小胖狡辩的水平一流："野菜好吃啊，加上肉更好吃。荠菜猪肉馄饨你吃过吗？"

底下的同学扑哧一声笑了。

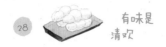

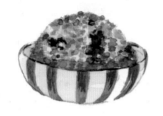
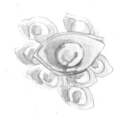

王一飞脸都涨红了："你这是强词夺理！"

于是，两个人展开激烈的辩论。王一飞说小胖品味美食单纯停留在表面，而不在乎背后的文化，俗气。小胖哈哈大笑，说："王一飞，你不俗气，饮食是人类的本能，有本事别吃饭。"王一飞说："人就是靠压抑了本能才发展出文明，古文里说了，肉食者鄙。"小胖再回击："肉食的热量高，有了多余的热量，人类才能进化大脑……"

交锋了十几个来回，两个人从美味一路说到了科学、哲学问题，听得塔塔头都晕了。一会儿觉得这个有理，一会儿感觉那个说得也对。一直到两个人都没词了，大家齐刷刷地盯着叶老师，希望她能评价一下，到底谁错谁对。

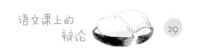

叶老师淡淡一笑，并没评判。这场辩论没有结果，因为每个人心里都存在着不同的对"人间有味"的理解。

其实，叶老师的目的只有一个。

她诚心希望，未来的日子里，不论是粗茶淡饭还是山珍海味，同学们都能从中找到乐趣，吃得有滋有味。如果吃饭都不香，就感受不到最基本的一点儿乐趣了，生活又有什么趣味？

这真是再诚恳不过的祝福了。

下课铃不管同学愿不愿意，在它该打响的时候打响了。

小学时代的最后一节语文课结束了。

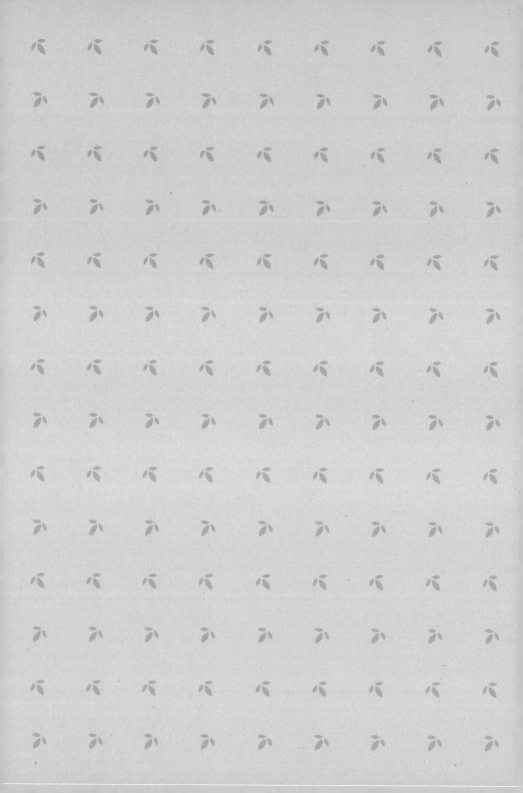

"清欢"是什么

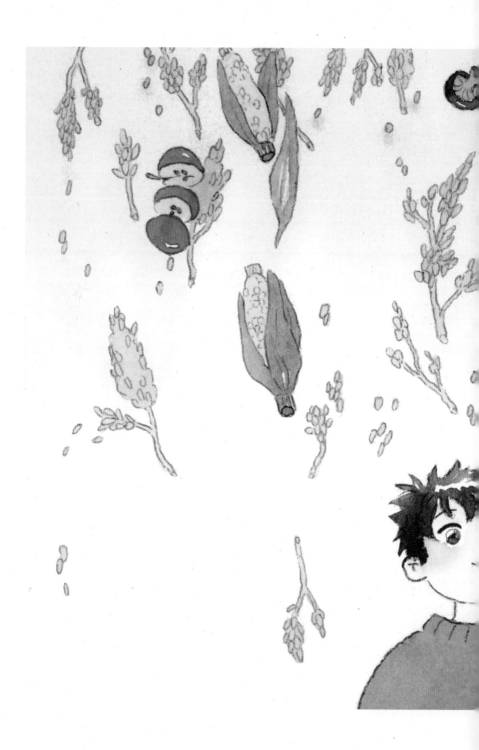

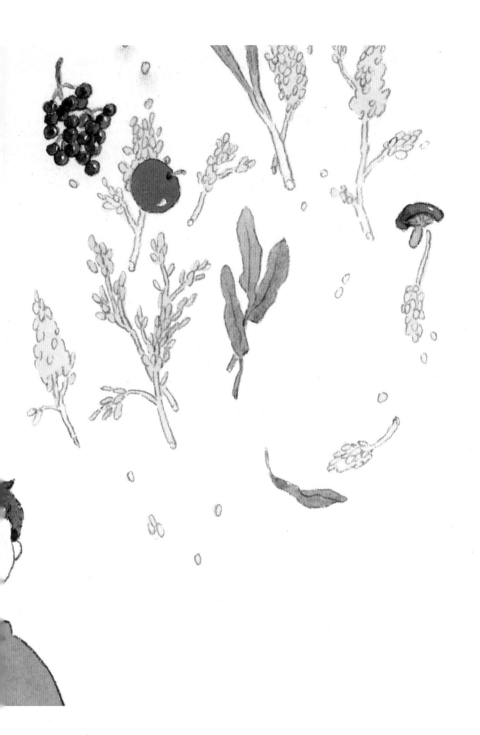

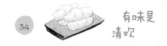

　　不论语文课上的辩论如何，"人间有味是清欢"这句话千百年来受到大家的认可，是有一定道理的。可问题是，清欢到底是什么呢？

　　倘若清欢就是清淡菜蔬，塔塔觉得，这也未免太浅薄了一些。

　　按照这个逻辑，那世界上最美味的应当是素斋咯。

　　说起素斋，妈妈也带塔塔去吃过一次的。那家餐厅他至今还记忆犹新。

　　素斋餐厅坐落在一幢临水的木楼里，周围风景秀美。地面贴的全是水磨青砖，装潢得古色古香。服务员穿着淡青色的旗袍，莲步姗姗，优雅地穿行。

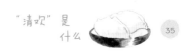

　　没见到斋菜上桌前，塔塔不知道纯素的材料还能单独做成一桌宴席。他想象中的素斋就是把他知道的蔬菜做的菜肴们拼一拼，想破脑袋也就是一些日常中不太常见的菌菇之类的。没想到，素斋一道道都做得精致无比，光看外形，都猜不到是由普通的菜蔬瓜果做的。

　　比如乾坤太极粥，其实就是红枣粥配南瓜粥。拼在碗里，做出太极图案的样子。太极中央的那道弧线边界分明，所以要把粥熬得黏稠，略略放干才容易定型。这还不够，盛粥的玻璃小碗底下还要放一个样式古朴的大陶盘，里面放上干冰和装饰用的假莲花。远远看去，烟雾朦胧，如荷塘的景色一般。

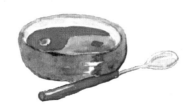

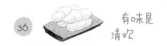

塔塔都被这种细腻的心思折服了。

还有仿照真实的鱼、肉的口感做出来的素鱼、素肉，其材料是各式各样的豆制品。豆腐本来就口感柔滑丰盈，富含蛋白，经过调味，口感几乎和肉一模一样了，不仔细辨别，真的吃不出来是豆腐。

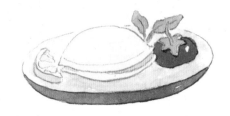

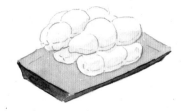

结账的时候，塔塔偷瞥一眼账单，吓得不轻。一桌素菜竟抵得上一桌海鲜了！一份普通的绿豆糕里藏了点儿枣泥，要价98元；乾坤太极粥虽然主料是普通的红枣、南瓜，但号称里面放了养生的桃胶，价格是168元；最夸张的是一道用藕做的素排骨，固然惟妙惟肖，小巧精致，但本质

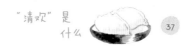

也不过就是藕，加上人工费用居然要 298 元。看来，想要附庸风雅一下，代价可不小。

塔塔觉得，这样的菜，明显和苏轼词里写的天差地别，反而失去了贴近自然的乐趣。和苏轼的茶点、野蔬比起来，到底缺少了天然随意。

有时候去庙里玩，中午就在寺庙的餐厅里吃庙里做的斋饭，倒是真正的粗茶淡饭。这当然不是刻意为之，因为僧侣本来就要吃素。

吃素这件事也大有讲究。有些人不为了宗教信仰吃素，也可以吃一点儿蛋奶制品。僧人们吃的是全素，不仅不吃鸡蛋、牛奶，而且连口味比较重的蔬菜如韭菜、葱、蒜都是不吃的。

妈妈在家里做素菜，有时候嫌太清淡，还会搁点儿猪油、蒜泥来调味。

寺庙里的斋菜是绝对不含糊的。

塔塔不挑食，费了好长时间才把那点儿素油炒的小青菜和豆腐吃完。到下午，塔塔感觉自己

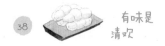

舌头淡淡的没味道，满脑子都是甜点、烤肉、油爆虾。

这还只是吃了一餐，要是长久吃下来，塔塔不觉得自己能受得了，"清欢"可能就不"欢"了。

虽然斋菜对口味的追求亦然清淡，但将工艺提升到了极致，可能一道菜品经过了长久的制作和加工，偏偏端上桌时摆盘要显得随意、风雅。塔塔觉得，匠气这个词很贴切，一看就是故意追求的结果。

那是苏轼词中的"清欢"吗？塔塔觉得也不是。刻意营造的风雅，反而不如高档餐厅把昂贵、珍奇写在脸上那样坦然。

一千人心中，有一千种
"人间有味"

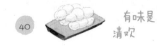

塔塔试着去还原"清欢"。

周末一大早，拉着妈妈跑到湿地公园，坐在溪边。拿出前一天晚上让妈妈做好的蔬菜沙拉和装着茶水的保温杯，开始大快朵颐。

夏天的早上，晨风虽有凉意，总体也是和煦的。塔塔被这温柔的风吹得有些困倦。可能时节不太对，吃的东西也不太对，塔塔没吃出"清欢"。不过早晨起来在大自然里坐一坐，空气清新，对身体也是不错的。

倒是妈妈听说了语文课上的辩论，觉得十分有趣，随口发表了一下自己的观点。

依她看，苏轼写下这首词的时间大约是冬末春初，乍暖还寒时分。她如此判断的依据是词里写天气还冷，却已经有春菜冒头了。古时候，冬季鲜蔬难得，一般人家过冬只能储备些大白菜之类经得起存放的蔬菜。一整个冬天，不怎么吃得到绿油油的新鲜蔬菜，苏轼冷不丁吃到一盘娇嫩欲滴的马兰头，当然觉得不同凡响了。再加上苏轼又是多愁善感的大文豪，自然讲究饮食起居要适应时令。在这样的情境下，"清欢"可以理解为一种闲适的心境，只不过恰巧借用清淡的饮食来抒发。

塔塔觉得十分有道理。

所以，"清欢"所表达的清雅恬淡的欢愉，也许指代的并不只是食物本身。

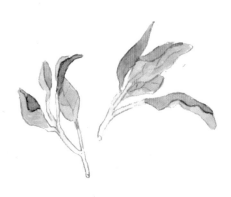

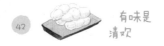
假如苏轼是个现代人，那么到了夏天的时候，朋友约他出去吃夜宵，肯定也会吃烧烤、炸串、小龙虾，最好是一顿麻辣火锅。听说爱好麻辣火锅的重庆人尤其喜欢在三伏天热得像蒸笼的时候拉一张桌子吃火锅。越是炎热，越是要吃热辣滚烫的食物，直到把身上的汗都逼出来，每个毛孔都像洗过澡一样通透。周围环境吵吵闹闹，苏轼和朋友们越吃越开怀，此时奉上一杯清茶，他还会抒发出"清欢"的感叹吗？只怕他连煮出雪花一样的浮沫的上好茶都不喝了，改喝一样有着泡沫的啤酒。而且要一饮而尽，留两撇白胡子在唇边，像个和蔼的老爷爷。然后大笔一挥：人间有

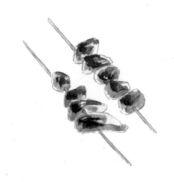

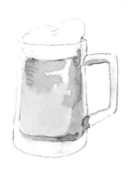

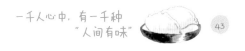
味是热闹。

塔塔心里对"人间有味"有了新的理解，什么样的场合，就有什么样的心境，欣赏什么样的美味。人间有味千万种，何须拘泥于一样？

塔塔是去过海边的。

当第一次见到奔腾不息的江河是如何汇入大海时，他被深深地震撼到了，才知道什么叫寄蜉蝣于天地，渺沧海之一粟。来到海边，自当吃海味。当场捕捞上来的鲜活鱼虾前一刻还在活蹦乱跳，后一刻便变成盘中的美味。海洋危机四伏、深不可测，但也会送上甘甜味美的海鲜给人类，这就是大海的心胸宽广之处了。

面对着广袤无垠的大海剥虾吃，心潮澎湃之下，人间有味恐怕就是浩瀚了。

合家团圆之时，有味应当是丰盛与隆重。

家就是那个任由人在外如何闯荡，转过身去，始终都守候在那里的港湾。所以，家庭聚会必须

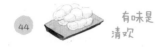

要呈现家人一年在外拼搏的成果，用代表着吉祥团圆的食物摆满整整一桌，象征着生活的丰足。三两野菜怎么够一家人尽兴？

又如塔塔在宫廷食府吃的一桌紫气东来宴席，虽然高高在上，不是日常生活可以随意触及的，但也有它独特的滋味，怎么不能称一句"人间有味"？

世界的精彩正在于它的多元，每个人对生活的追求不同。只是，大餐难得，代价也高昂，谁一天到晚吃鲍鱼、龙虾呢？更多时候，生活毫无波澜，日复一日，风平浪静，按部就班。所以，人们觉得"清欢"能揭示生活平淡如水的本质。贴近日常生活的不过一荤一素一茶一饭，多了，人也消化不了。

心怀油盐酱醋，人间自然有味。

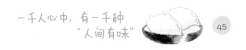

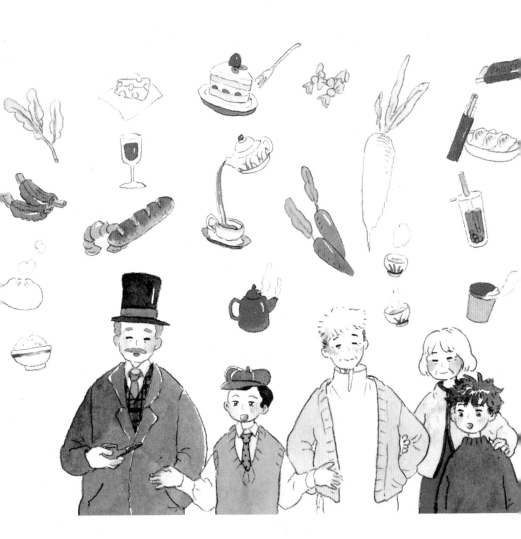

饺子的祝福

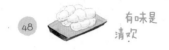

　　不管心底怎样不舍，毕业典礼的那一天还是如期来了。

　　一早起来，塔塔换上校服，心情很好。曾经的他，纠结于离别，对生命中每个逝去的瞬间不忍放手。现在的他，试着去接受命运的每一种安排，尝试每一种结果的滋味。

　　塔塔觉得自己变了，不过他喜欢这种变化。而且，毕业又不等于和好朋友们失去联系。用小胖的话说就是："现在通信那么发达，除非你不要朋友了，不然不会联系不上朋友的。"

　　典礼结束后，各班自行回到班级举行欢送会。

　　同学们的心情或多或少有点儿低落。返回教室，大家惊讶地发现，桌椅被重新排列，在教室

中并拢成一个宽敞的长条大桌。上面搁着十几个案板、十几根擀面杖，还有几袋面粉和几盆馅。

叶老师笑盈盈地走进来站在讲台上，宣布欢送会的内容就是大家一起包一顿饺子。

俗语说："上车饺子下车面。"接风要用面条，送别需吃饺子。叶老师巧用了这个习俗，让全班同学最后再一起玩乐一次。

她先亲身示范了包饺子的过程。面粉和适量的水混合在一起，揉搓一阵变成一个圆溜溜的光滑面团。然后分成好几份，每一份搓成长条，再切成小小的面剂子。

接下来，用擀面杖把剂子压平。和做橡皮泥手工一样，揉啊、压啊，一张圆形又厚薄均匀的饺子皮就出来了。

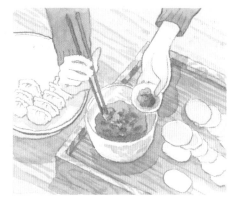

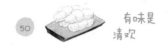

　　至于馅料，叶老师都调好了。

　　夏天，野菜都不太嫩了，但是新一茬的独属于这个季节的蔬菜又长出来了。四时都有适合做馅的菜。叶老师根据班里同学的饮食习惯、过敏物和忌口，调了一个黄瓜虾仁馅、一个韭菜猪肉馅和一个西红柿鸡蛋馅。

　　叶老师说："现在全班分一下工。"

　　佳佳报名去和面、揉面团了。林起做事一丝不苟，就去擀饺子皮。塔塔喜欢手工，选择了包饺子。第一次包饺子，学着叶老师教的样子，将饺子皮放上馅料合拢成半圆形，怎么看怎么丑。不过他包了几个以后便越来越熟练了，后面包出来的饺子精美得和叶老师包的有一拼。

　　小胖对美食要求高，还喜欢点评，动手能力却不怎么样，包出来的饺子胡乱团在一起，还没包严实，露出一点儿馅料。

　　林起皱眉："你这是包子还是饺子？"

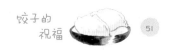

　　叶老师看着同学们玩得开心，讲到她平时在家的时候，动不动就包饺子，因为其他菜肴的技术都挺难的。饺子既能当菜，又能当饭，包的时候还像在玩，有趣得紧。

　　小胖的老家在东北，他点点头附和说，过年的时候他们天天吃饺子。有几顿饭连菜也不搭配，就纯粹是饺子。一个年过下来，打个嗝都是饺子味。

　　大家齐心协力，没过多久就包出了几百个饺子。食堂的阿姨将大家包好的生饺子收走，很快就送回来几盆热腾腾的煮熟的饺子。

　　塔塔咬破一个黄瓜虾仁馅的饺子。手工擀的饺子皮筋道，还残留着淡淡的麦香，虾仁淡淡的

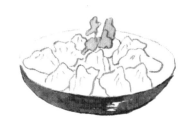

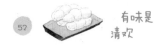

甜味和黄瓜的清爽混合得十分美妙，色彩红绿搭配，赏心悦目。他出神地想，这是他和同学们一道亲手包出来的饺子。

饺子本身朴素，有些时候它也得当主角，担当起一顿大餐。在更多的时候，它在家常饮食里频频出现。饺子这种身份的变换，主要看场合的不同。

粗茶淡饭，家常饮食；玉盘珍馐，山海盛宴。饮食的道理与生活其实是相通的。

这世上，有昂贵的海鲜，就有低廉的菜蔬；有浓味，就有淡味；有苦口却有益身体的食物，就有好吃却无益健康的食物。

自古以来，文人雅士追捧雅致的饮食，豪富之人喜爱稀奇的山珍海味，平民百姓满足于一箪食，一瓢饮。每个人都站在不同的角度罢了，食物本身哪有高下之分？

欢送会结束了，塔塔独自走回家。回头看一

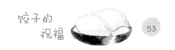

眼陪伴了他很久的小学，学校乳白色的建筑隐藏在朦胧的雾气里，像一块巨大的发糕，看起来既香甜，又可靠。他扭头向前再走了一段，已是泪眼模糊。

他在这里学到了知识，交了许多朋友，也吃到了很多好吃的东西。他感谢学校的陪伴，感谢叶老师多年来的教诲。即使在最后一堂课上，叶老师也孜孜不倦地用各种方法教导他们。一方面，是希望他们能够享受到生活带来的乐趣；另一方面，也是希望他们能够从多个角度看问题。

人间有味是清欢，清欢只是在心间。

塔塔的嘴里还残留着饺子馅绵长的回味，那是来自母校实实在在的祝福。带着这种祝福，塔塔觉得浑身都充满了勇气与力量。

他迈着坚定的步子，一步一步地走出去，一步一步地走下去。

美食小课堂

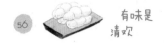

燕 窝

顾名思义，燕窝便是燕子的巢穴。但并不是所有燕子筑成的巢都是人们口中珍贵的食材燕窝，而是只有特定的几种金丝燕用吞下海藻等后吐出的胶状物搭筑的才是。燕窝是名贵的滋补品，天然的燕窝一般建在悬崖之上或洞穴之中，所以采集的危险性和难度很高，十分珍贵。

燕窝不只采集十分困难，要想将它变成可以入口的食材，还需要花费大量人力将其中的羽毛等杂质剔除干净。燕窝的售价因此而昂贵。

现在，也有许多人工燕窝，让普通人也可以品尝到这种珍品。燕窝本身不具备味道，质地和银耳类似，需要跟牛奶、高汤等其他食材一起烹制。它的营养价值也远远没有传说中那么神奇，只不过氨基酸和一些微量元素含量比较高。

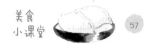

葱烧海参

鲁菜是中国八大菜系之一。这个菜系讲究食材本身的优良质地，以咸鲜口味为主，十分重视汤水和火候，而且发明了许多精妙的烹饪技法。鲁菜发源于山东，大葱是山东的特产，鲁菜对于大葱的运用也到了炉火纯青的地步。

葱烧海参是鲁菜的代表菜之一。海参营养丰富，口感软糯而富有弹性，唯一遗憾的是它的腥气难以清洗干净。用大葱爆出浓重的香味，可以很好地调和海参，再将吸饱了葱香的热油调成咸鲜的芡汁，大葱、海参、芡汁完美地融合在一起。这道菜的精华在于浓郁的葱香，如果食海参而弃大葱，就无法体验到。

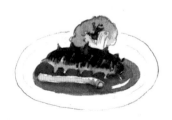

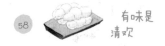

蛋 烘 糕

成都街头常常可以看到卖蛋烘糕的摊子，这道传统小吃近些年经过改良又再度风靡。用鸡蛋、面粉和糖做成发面糊，用一个特制的小平底铜锅烘烤。面皮蓬松柔软，和西餐中的松饼、可丽饼有异曲同工之妙。直接食用或是夹上馅料，做成卷饼的形状都可以。

传统的蛋烘糕会包肉末儿豇豆，腌制过的酸豇豆和肉末儿炒在一起，酸咸开胃。或是加入本地居民喜爱的辣味元素。现在，蛋烘糕可以搭配的馅料变得更丰富了，奶油、果酱、沙拉酱、肉松均可，已经变成一种非常适合下午茶的点心了。

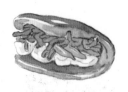

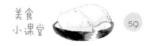

胡 椒 饼

中国台湾地区的夜市文化吸引着海内外的游客。每当华灯初上，无数种小吃聚集在夜市中，琳琅满目，让人难以抉择。当地居民特别爱吃一种叫胡椒饼的小吃。这是一种发面做的肉饼，用肥瘦相间的猪肉和胡椒粉制成咸鲜多汁的肉馅，并且用葱花提香，带着辛辣气息的馅料会激发人的汗水和食欲。饼皮除了用发面外，还要添一点儿油酥，这样饼皮吃起来比较酥脆，不乏味。

烘烤胡椒饼的炊具十分有趣，是一只大大的铁桶，里面用木炭加热以后，把胡椒饼贴在内壁上封闭烘烤。胡椒饼的底部也会因此变得十分焦脆。

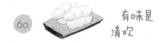

东 坡 肉

　　苏轼是人们熟知的一位诗人，同时他也是一个美食家。东坡肉是以苏轼的号命名的，相传这道菜就是他创制的。北宋时期，人们对于猪肉的接受程度不是很高。即便是食用猪肉的人，也不太会料理掉猪肉的腥臭之气。苏轼就创造出红烧的方式，将猪肉切成方块，用酱油等焖煮，再加入可以消除腥臭的葱、姜等。烧出来的肉酱红晶莹，酥烂鲜美，肥肉部分更是入口即化。东坡肉的出现推动了百姓食用猪肉的进程，时至今日，猪肉已经是餐桌上最常见的肉食种类之一了。

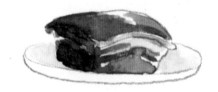

饺 子

饺子的形式千变万化，除开必须是将馅料包在面皮里煮以外，几乎毫无限制。

它有时是点心，有时是主食，有时是菜肴。形状可以是月牙形、柳叶形、元宝形，皮可以用白面，或混上荞麦面、玉米面，馅料可甜可咸、可荤可素，自由度非常高。煮好的饺子水润可爱，吃起来有痛快淋漓之感，还能饱腹。

北方有一句俗语，"上车饺子下车面"，说的是接风要吃面，送行要吃饺子。诸如此类的关于饺子的习俗不胜枚举，如冬至要吃饺子，不然耳朵会冻掉；除夕要吃饺子，可以招财进宝……这种将馅料包在圆圆的面皮里，下沸水煮熟后食用的食物早已超越了它本身的意义，变成了一种象征甚至一种文化。

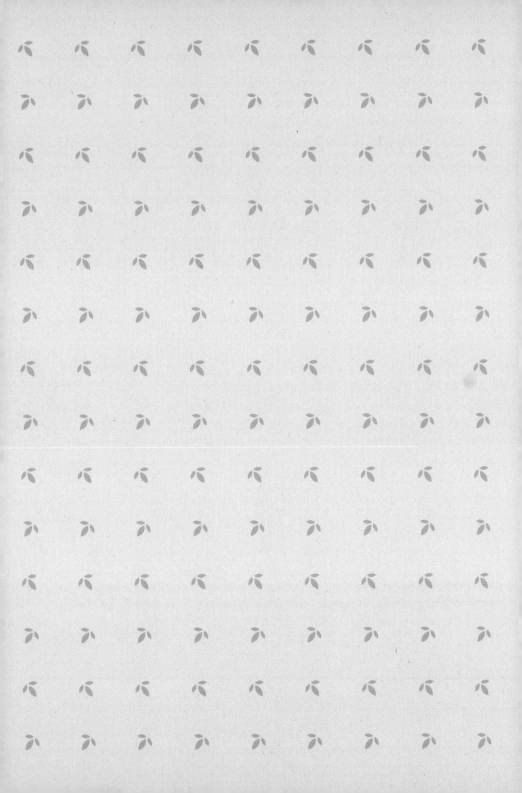

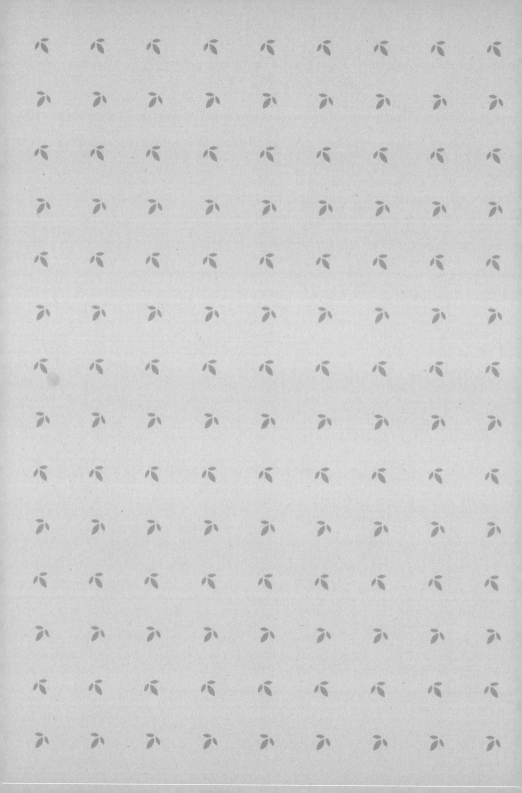